HANS BANKL
Im Rücken steckt das Messer

Buch

Sein Vater war Internist und wurde nicht müde, dem Sohn zu einem ärztlichen Beruf ohne täglichen Patientenkontakt zu raten. Und so entschied sich Hans Bankl – konsequent – für die Pathologie. Mehr als 30 000 Leichen hat der erfahrene Gerichtsmediziner und Bestsellerautor bis heute obduziert. Mit größter Gelassenheit schildert er schlimme Verbrechen, grausame Morde, erzählt humorvoll von den Gefahren des häuslichen Sterbens und berichtet über die beliebtesten Gifte der Geschichte. Er verfolgt die Irrfahrten berühmter Leichen, die oft Jahrhunderte nach ihrem Tod noch nicht zur letzten Ruhe gefunden haben; von mancher blieb gar nur ein halber Kopf übrig wie im Fall des Kardinal Richelieu. Hans Bankl gibt wertvolle Expertentipps für den erfolgreichen Selbstmord und den perfekten Mord, warnt jedoch zugleich, dass die Gerichtsmediziner nicht nur über gute Spürnasen und scharfe Instrumente verfügen, sondern auch auf modernste Hightech-Wissenschaft zurückgreifen können.

Autor

Hans Bankl, Jahrgang 1940, wurde mit 31 Jahren der jüngste Pathologie-Dozent Österreichs und gilt heute als international anerkannte Kapazität. An der Wiener Kunsthochschule unterrichtet er »Anatomie für Künstler«. Über seine 120 wissenschaftlichen Publikationen hinaus hat er sich mit Bestsellern wie »Die kranken Habsburger« und »Der Pathologe weiß alles... aber leider zu spät« einen Namen gemacht.

Hans Bankl

Im Rücken steckt das Messer

Geschichten aus der Gerichtsmedizin

Mit Illustrationen
von Dieter Zehentmayr

GOLDMANN

Umwelthinweis:
Alle bedruckten Materialien dieses Taschenbuches
sind chlorfrei und umweltschonend.

Der Goldmann Verlag ist ein Unternehmen
der Verlagsgruppe Random House.

Vollständige Taschenbuchausgabe Januar 2003
Wilhelm Goldmann Verlag, München,
in der Verlagsgruppe Random House GmbH
© 2001 der Originalausgabe Kremayr & Scheriau, Wien,
einem Unternehmen der Verlagsgruppe Random House GmbH
Umschlaggestaltung: Design Team München
Druck: Elsnerdruck, Berlin
Verlagsnummer: 15203
KF · Herstellung: Sebastian Strohmaier
Made in Germany
ISBN 3-442-15203-8
www.goldmann-verlag.de

1 3 5 7 9 10 8 6 4 2

Inhalt

Vom Detektiv mit dem Skalpell zur
High-tech-Wissenschaft 11
Ärzte und Juristen 11
Was ist gerichtliche Medizin? 12
Wie alles begann 13
Die frühesten gerichtsmedizinischen Gutachten 15

Nichts ist interessanter als ein toter Promi 17

Die Faszination des Verbrechens 20
Tote bringen Quote 23
Die sieben goldenen W des Kriminalisten 23
Auf Wunsch kommt die Gerichtsmedizin ins Haus 30
Frauen drängen zum Sektionstisch 31

Ein frisches und ein altes Herz 32
Mein erstes Mädchen hieß Ramona 32
Das Herz des Königs 33

Wer ist der Tote? 36
Spektakuläre Identifizierungen 40
Zwei SS-Verbrecher 50
Ringtheater und Kitzsteinhorn 53

Die Gerichtsmedizin am Werk 56
Von den Praterauen 56
... bis Zentralafrika 57

Sogar Winnetou hat seziert 58

*Knochenexperten am Werk oder
das österreichische Schicksal von Skeletten* 62
Zwei Wochen im Februar 62
Des Rätsels Lösung 69

*Medizin ist keine Kunst, also gibt es keine
Kunstfehler* 70
Wissenschaft will wissen, Kunst kommt von Können ... 70
Die 2. bis 18. Meinung 72
Dr. Zorro 74
Unleserlich 74
Der Blick in die Zukunft 75
Auch eine Art von Qualitätskontrolle 76

*Das Versagen der Ärzte macht auch vor den Großen
der Weltgeschichte nicht Halt* 78
Wer schweigt, ist schuldig 78
Ein schweres Amt für einen schwer kranken Mann 80
Der Tod eines Ausländers 81
Ein Fehler mit weltpolitischen Folgen 83

Die Misere der Totenbeschau 85
Wer beschaut wen? 85
Zu Hause sterben ist gefährlich 89
Was so alles passiert 90
Hallo, ihr Minister! Wacht auf und tut was! 94
Die Zählung der Toten 98

Der Arzt am Tatort	100
Tot? Seit wann? Wie?	100
Wie gelingt ein perfekter Mord? Tipps vom Experten	105
Grundregel für einen perfekten Mord	106
Ein Mord wird nicht erkannt, wenn…	110
…es keine Leiche gibt	110
…ein Unfall vorgetäuscht wird	112
…es wie ein natürlicher Tod aussieht	112
…fälschlich Selbstmord angenommen wird	114
Resümee für einen Mörder, der perfekt sein will	116
Selbstmörder	117
Häufig, zu häufig	120
Kombinierter Selbstmord	122
Andere Länder, andere Sitten	122
Der Selbstmord und das Paradies	123
Bekannte Selbstmörder	125
Antonius und Kleopatra	125
Andreas Baader, Ulrike Meinhof, Jan-Carl Raspe und Gudrun Ensslin	126
Ludwig Boltzmann	127
George Eastman	128
Egon Friedell	128
Vincent van Gogh	129
Ernest Hemingway	129
Clara Haber-Immerwahr	130
Paul Kammerer	131
Sandor Kocsis	131
Conrad Schumann	132
Jean Seberg	132
Karl Lütgendorf	133
Adalbert Stifter, der Selbstmörder, der keiner war	135

Onkel Alf und Nichte Geli 138
Der Schuss ins Herz ging daneben 138
Wer war Geli Raubal? 140
Sex und Leberknödel 143

*Ein unrichtiges Totenbeschauprotokoll
aus Staatsräson* 145

Die geheimnisvolle Welt der Gifte 148
Warum ist der Giftmord so beliebt? 148
Giftnachweis 156
Gifte und Apotheker 157
»... glaubte man gar, er sei vergiftet worden« 160
  Gift im Vatikan? 161
  Der Tod Mozarts 162
  Digitalis in Athen? 163
  Lehren aus der Geschichte 164
Gift oder Krebs, woran ist Napoleon gestorben? 165
Prominente und kuriose Vergiftungsfälle 170
  Sokrates als Opfer der Politik 170
  Avicenna behandelte sich selbst 172
  Hamlet und der bulgarische Geheimdienst 172
Wiener und Prager Frauen 175
Seltsame Bräuche beim Militär 176
Wein macht Bauchgrimmen 177
Das giftige Hotelzimmer 179
  Esst nur junge Pferde! 180
  Tot oder schön – je nach Dosis 181
  Warum Hephaistos hinkte 183
  Der Hund lebt, das Herrl ist tot 183

Der Weg ins Jenseits 186

Mit dem Tod ist noch lange nicht Schluss 191
Kopfjägerei 191
  Der Schädel Haydns wurde gestohlen 192
  Über den Schädel Mozarts wird gestritten 193
Cromwells Leichnam wurde hingerichtet 194
Das Gesicht von Kardinal Richelieu 195
Das Verschwinden des Voltaire 196
Geschäfte mit Löwenherz 198
Das Gehirn Albert Einsteins 199
Nur Chopins Herz kehrte heim 200
Die Irrfahrten des Kolumbus 201
Ein Finger des Galilei 203
John Barrymores letzte Vorstellung 204
Der Kopf des Mörders Lucheni 205

Umbetter 208

Neues vom Geschlechtsverkehr 212
Sex oder Schneeschaufeln 212
Zu viel des Guten 214
Weitere Sexualzwischenfälle 216
Russisch, japanisch, arabisch 219
Je weniger Sauerstoff, desto mehr Genuss 220
Selbst ist der Mann 222

Der Blitzjude aus Wien 224

Die Schäden der Sportler 230
Wie gesund ist Sport? 230
Sogar Golfspieler leben gefährlich 234

Neue Todesursachen 236
Sterben im Flugzeug 236
Wenn der Busen zu groß wird 238

Schauspieler als Ärzte und Ärzte als Schauspieler 239
Ärzte spielen Ärzte 239
Schauspieler spielen Ärzte 240
Das Interview mit einem Beteiligten 241

Das Delikt Werbung 243
Koryphäen und Spitzenkräfte 244
Keine Chance für Chancengleichheit 246

Der Mordfall Marilyn Shepard 248

»Titanic«, »Kursk« und Konzentrationslager 250

Literatur 253

Vom Detektiv mit dem Skalpell zur Hightech-Wissenschaft

Ärzte und Juristen

Es ist höchst erstaunlich, dass sich zwei so grundverschiedene Wissenschaften wie Medizin und Juristerei doch in einem Fachgebiet treffen – der Gerichtsmedizin.

Wenn man ärztliche Angelegenheiten in die Hände von Juristen legt, so wird die Sache einem ungewissen Ausgang zusteuern. Denn, so sagen zumindest maßvolle Rechtsgelehrte, es ist niemals sicher, wie ein Rechtsproblem beurteilt wird und ein Rechtshandel ausgeht.

> Nicht umsonst heißt es:
> »Auf hoher See und vor Gericht ist man nur mehr in Gottes Hand.«

Damit bestehen erstaunliche Parallelen und Gemeinsamkeiten zur Medizin. Auch in der Medizin ist die Prognose, d. h. das Vorhersagen, wie es ausgeht, stets zweifelhaft. Aber die Denkweise von Medizinern und Juristen ist grundsätzlich verschieden:

- Die Juristen berufen sich auf feste Anhaltspunkte und Eckpfeiler. In den Gesetzbüchern gibt es praktisch für alle Situationen entsprechend gültige Paragrafen, die das weitere Vorgehen im juristischen Bereich regeln.
- Bei den Medizinern ist dies völlig anders. Unsere Lehrbücher weisen eine Beständigkeit von weniger als fünf Jahren auf, dann müssen sie überarbeitet und ergänzt werden, weil neue

Kenntnisse hinzugekommen sind und Diagnosemethoden wie Therapien sich geändert haben.

Was ist gerichtliche Medizin?

Gerichtliche Medizin bedeutet, und wir nehmen das dankbar zur Kenntnis, keine Verbindung von Juristerei und Medizin, sondern, wie es der Gerichtsmediziner Leopold Breitenecker (1902–1981) immer bezeichnet hat, medizinische Kriminalistik.

Gerichtsmediziner werden mit einer Fragestellung, mit einem völlig undurchsichtigen Problem, mit einer konkreten Spur oder mit der Feststellung von Befunden an einem Tatopfer konfrontiert. Daraus die nötigen Schlüsse und Konsequenzen zu ziehen, bewegt sich derzeit auf zwei Ebenen:

1. die pathologisch-anatomische Befunderhebung mittels Obduktion. Dies ist die klassische Vorgehensweise der Gerichtsmediziner als »Detektive mit dem Skalpell«.

2. Die Anwendung modernster Labormethoden zur Lösung bestimmter Fragen. Das ist die chemisch-analytische und molekularbiologische Vorgehensweise einer »Hightech-Wissenschaft«.

In der Praxis ist Gerichtsmedizin das Mitwirken ärztlicher Experten bei der Aufklärung von Kriminalfällen.

Die Gerichtsmedizin hat in den letzten Jahrzehnten einen enormen Wissenszuwachs erfahren und befindet sich heute weltweit in einem technischen, aber auch organisatorischen Umbruch. Hoch spezialisierte Ausrüstung und immer feinere Analysemethoden sind moderne Werkzeuge der einstigen Detektive mit dem Skalpell geworden, die es gestatten, das Netz einer sicheren Beweisführung zur Verbrechensaufklärung immer engmaschiger und sicherer zu knüpfen.

Wie alles begann

Die Geschichte der Gerichtsmedizin begann, als Ärzte von Behörden den Auftrag erhielten, Todesfälle, aber auch Wunden und Verletzungen zu begutachten. In Europa erfolgte dies nicht früher als um die Wende vom 13. zum 14. Jahrhundert.

Was dem voranging, muss als Urgeschichte der Rechtsmedizin und wissenschaftliche Eiszeit gelten. Weder in der klassischen Antike Griechenlands noch in den frühen Hochkulturen Ägyptens, Assyriens und Babyloniens oder auch in den Vorschriften der mosaischen Bibel werden rechtsmedizinische Probleme angesprochen bzw. tritt der Arzt als Sachverständiger in Erscheinung. Dies ist erstaunlich, da in den Gesetzestexten ganz spezielle Delikte wie Kindestötung, Abtreibung, sexueller Missbrauch von Minderjährigen, Vergiftung, Mord und Totschlag sowie Magie, Hexerei und ärztliche Kunstfehler auftauchen, lauter Delikte, die einer ärztlichen Beurteilung bedurft hätten. Von Seiten des Staates wurden die Ärzte lediglich als Gutachter für das Militär herangezogen. Es war wichtig, ob ein Soldat dienstfähig war oder nicht, ob er als Invalide ausgemustert werden sollte oder ob eine Kriegsverletzung entschädigungspflichtig war. Die ärztlichen Belange der Zivilbevölkerung waren dem Staat nicht so wichtig, denn das gemeine Volk sorgte selbst für Nachwuchs, einen Soldaten jedoch muss man ausbilden, und das ist teuer. Allerdings entstand im alten Rom der Begriff »*forensisch*«. Die Gerichtsverhandlungen fanden nämlich auf dem großen Platz des *Forum* statt, und dort waren auch die zwölf Gesetzestafeln aufgestellt. Seit damals bedeutet forensisch soviel wie gerichtlich.

Es war nicht die zentraleuropäische Heilkunde, die auf die Entstehung der Gerichtsmedizin Einfluss nahm, sondern arabisch-jüdische Strömungen. In diesem Kulturkreis spielte das

Recht eine große Rolle und eine Rechtsmedizin kann ja erst im Zusammenhang mit etablierten juristischen Grundlagen entstehen. Durch die Kreuzzüge kam es zum ärztlichen Kontakt mit dem Orient, andererseits fand der Kulturaustausch im arabisch besiedelten Spanien statt. Im ältesten deutschen Rechtsbuch, dem »Sachsenspiegel« aus der Zeit um 1235, findet man die ersten gerichtsmedizinischen Anklänge. Später kam es in den Statuten der aufblühenden Städte zur Integration der Medizin ins öffentliche Leben. Die Städte stellten besoldete Ärzte und Hebammen ein, die sich mit medizinischen Fragen des öffentlichen Wohls und natürlich auch der Aufklärung von Straftaten zu beschäftigen hatten. Das Denken der Menschen verließ die auf das Jenseits gerichtete Welt des Mittelalters und wandte sich der auf das Diesseits gerichteten Neuzeit zu. In der »*Peinlichen Gerichtsordnung*« des Kaiser Karl V., der so genannten »*Carolina*« von 1532, steht beispielsweise über die ärztliche Begutachtungspflicht »Von besichtigung eines entleibten vor der Begrebnuss« oder »So einer geschlagen wirdt und stirbt, und man zweyffelt, ob er an der Wunden gestorben sei«. In der »*Carolina*« ist auch vermerkt, dass der Gesetzgeber sich von ärztlichen Spezialisten beraten ließ. Das war eine ungeheure Erweiterung des Einflusses der Mediziner. Ärzte können bekanntlich sehr mächtig werden, sobald die Herrscher sich von ihnen gesundheitlich abhängig fühlen.

> »Der Leibarzt eines Mächtigen betreut nicht nur dessen innere Organe, er hat vor allem auch dessen Ohr.«

Das galt für Kaiser und Könige und gilt für Präsidenten, Minister und den Rest der Politiker ebenso.

Die frühesten gerichtsmedizinischen Gutachten

Im Februar 1289 untersuchten zwei Ärzte über Auftrag der Behörde die Leiche des in der Kirche der heiligen Katharina von Saracocia niedergeschlagenen Jacob Rustighelli. In ihrem Bericht stand unter anderem:

»In primis, in pectore: septem vulnera mortallia. Item, in medietate frontis: duo vulnera mortallia. Item, in maxilla dextra: unum vulnus non mortale.«

Zunächst, in der Brust: sieben tödliche Wunden. Ferner in der Stirnmitte: zwei tödliche Wunden. Weiters im rechten Oberkiefer: eine nicht tödliche Wunde.

Das ist schon ein ganz ordentliches Gutachten, wobei die Wunden des Opfers nach Zahl und Lokalisation angegeben und vor allem deren Tödlichkeit oder Nichttödlichkeit bestimmt wurde.

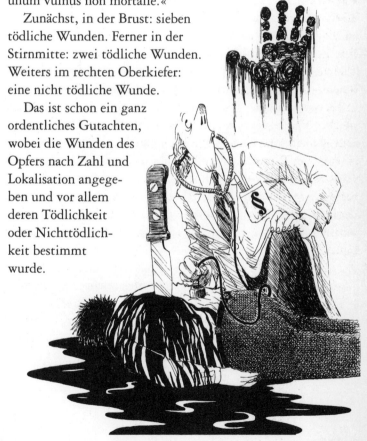

Berühmt ist ein Gutachten aus Bologna von 1302. Im Auftrag des Richters Jacobus wurde die Leiche eines gewissen Azzolino auf Spuren eines Giftmordes untersucht. Doktor Bartholomeus de Varignana und vier Magister der Medizin und Chirurgie stellten bei der Leichenöffnung »gestocktes Blut in verschiedenen Gefäßen der Leberregion« fest und schlossen daraus auf eine »tödliche mechanische Behinderung der Lebensfunktionen«. Ein von außen eingebrachtes Gift war nach ihrer Ansicht nicht für den raschen Eintritt der schwärzlichen Verfärbung der Leiche verantwortlich. Hier wurde also eine gerichtsmedizinische Obduktion durchgeführt. Die Befunde und ihre Interpretation sind aus heutiger Sicht völlig unbrauchbar, jedoch für die damalige Zeit war es der Beginn einer grundsätzlich neuen Untersuchungsmethode. Die Sektion wurde in der Folge für die Gerichtsmedizin zum wichtigsten Teil der Wahrheitsfindung.

Damit gab es drei Sparten der Medizin, in denen Leichenöffnungen durchgeführt wurden: die normale Anatomie zur Erfassung des Aufbaues des Körpers und seiner Organe, die pathologische Anatomie zur Entdeckung und Klassifizierung der Krankheiten und schließlich die Gerichtsmedizin.

Zwischen Pathologie und Gerichtsmedizin bestand seit Anbeginn Konkurrenz und kollegialer Brotneid um materielle sowie wissenschaftliche Erfolge. Vor allem die Pathologen drängten die Gerichtsmediziner an die Wand, besonders krass war dies im 19. Jahrhundert in Wien. Der damalige Oberpathologe Carl Rokitansky ließ wohl die Gerichtsmediziner Vorlesungen halten, die Leichenöffnungen der gerichtlich zu untersuchenden Todesfälle gab er jedoch nicht aus der Hand, denn es ging um eine jährliche »Remuneration von 600 Gulden«, wie er in seiner Selbstbiografie offen eingestand. Das wirtschaftliche Denken war schon immer bei manchen Medizinern überproportional ausgeprägt.

Nichts ist interessanter als ein toter Promi

Es gibt immer wieder Ereignisse, in deren Verlauf Aufbahrungshallen, Pathologien und Gerichtsmedizinische Institute regelrecht belagert werden. Immer dann, wenn ein Prominenter gestorben ist, finden sich Neugierige in Scharen ein, um noch einen Blick auf den Leichnam werfen zu können. Dazu kommen die professionellen Fotoreporter, die mit allen Tricks noch ein Porträt des Toten bekommen wollen.

Ich selbst hatte mehrfach große Mühe die Leute abzuwehren, denn sie versuchten es mit allen Mitteln. Man marschierte etwa in Begleitung eines Leichenbestatters auf, man gab sich als Kriminalbeamter aus, der noch an der Kleidung etwas zu suchen habe, oder man kannte jemanden, der im Kankenhaus arbeitete und zu einem günstigen Zeitpunkt die Türe öffnete. »Wie hat er/sie denn ausgesehen?«, lautet dann immer die neidvolle Frage der anderen. Das Interesse ist stets groß, egal woher die Prominenz der Toten stammt. Der wildeste Andrang, an den ich mich erinnern kann, herrschte beim Amokschützen Ernst Dostal, der nach tagelanger Verfolgungsjagd von der Gendarmerie in einem Feuergefecht erschossen worden war. Zeitungen und Rundfunk hatten laufend berichtet, das Fernsehen war damals vor fast 30 Jahren noch nicht so fix zur Stelle. Dieser tote Mehrfachmörder hatte im Keller unserer Pathologie den größten Publikumserfolg, aber die meisten Neugierigen konnten wir abhalten.

Als Kontrast dazu fällt mir die Schauspielerin Silvia M. ein, die durch einen Verkehrsunfall ums Leben kam. Hier war ohne

Zweifel der Beweggrund, wenigstens einen Blick auf den nackten Leichnam werfen zu können.

Handelt es sich um internationale Stars, kommt auch noch sehr viel Geld ins Spiel. Als Elvis Presley kurz nach Mitternacht am 16. August 1977 nach Hause kam, knipste ihn vor dem Tor seiner Villa »Graceland« in Memphis einer der unermüdlichen Fans, die dort seit Stunden ausharrten. Der Fotograf konnte es dem Klatschblatt »The National Enquirer« für 10 000 US-Dollar verkaufen, denn es war das letzte Bild des lebenden »King«. Ein Bild des Toten zu beschaffen, kam indes teurer. Gegen Morgen an jenem 16. August erlitt Elvis im Badezimmer einen Kollaps. Er war mit Schlaftabletten und Aufputschmitteln voll gepumpt gewesen, eine »Apotheke auf zwei Beinen«, wie es hieß. Seine Braut Ginger Alden schlief ungestört bis in den Mittag hinein im Nebenraum. Erst um 14.30 Uhr entdeckte sie den Leblosen, alarmierte Leibwächter, Rettung und seinen Arzt, der um 16.30 Uhr erklärte: »He's gone.«

Die Leute vom Klatschjournalismus drückten darauf jedem in Memphis, der zu »Graceland« Zugang hatte, eine Kamera in die Hand und versprachen ihm ein Vermögen für ein Bild des toten »King«. Einem jungen Elvis-Cousin gelang schließlich der Schuss – für den er angeblich 100 000 US-Dollar erhielt. Es war ein Triumph des Sensationsjournalismus, der bei der seriösen Presse nicht ohne Wirkung blieb.

Die Printmedien begründeten mit diesem Foto das Spezialgenre »Celebrity in a Box«, das fortan gepflegt wurde. Das Bild des toten Rock Hudson beschaffte ein Reporter, der per Fallschirm über dem Leichenwagen absprang, das Bild von Bing Crosby im Sarg machte ein als Priester verkleideter Fotograf. Das Bild des toten Rockstars Kurt Cobain allerdings, der sich in den Kopf geschossen hatte, fand sogar die abgebrühteste Sensations-Redaktion undruckbar. Trotzdem war eine neue Branche im »celebrity voyeurism« der »yellow press« aufgetan worden. Man muss nur denken, dass 1994 etwa 95 Millionen Amerikaner auf dem Bildschirm live die Flucht von O. J. Simpson in Los Angeles mitverfolgten. Der Sender CNN steigerte während der Zeit des Simpson-Prozesses den Preis pro Werbeminute um 600 Prozent.

Manchmal hat die Veröffentlichung solcher Bilder auch etwas Gutes. Als die Autopsieberichte des ermordeten US-Präsidenten J. F. Kennedy in einer Zeitung erschienen, war dies für die überwiegende Mehrheit der Betrachter nur gruselig. Aber andererseits konnte man eindeutig die Schädelverletzung identifizieren sowie die Tatsache, dass der Präsident von rückwärts getroffen wurde. Den zweiten Schützen, von dem immer wieder fantasiert wurde, gab es nicht. Die Fotografien des mit einem Kleinflugzeug abgestürzten »John-John« Kennedy jun. hat man zu Recht nicht publiziert, denn nicht nur die Piper Saratoga war in viele Bruchstücke zerlegt worden.

Die Faszination des Verbrechens

Das Ritual ist grotesk und bizarr. Mehrere Millionen Männer, Frauen und Kinder wirken wie ferngesteuert, wenn sie tagtäglich dasselbe tun. Einzeln oder in kleinen Gruppen verfolgen sie gespannt, wie ein oder mehrere Menschen getötet werden. Je drastischer, umso besser. Häufig wird sogar vergessen, dass es doch fiktive Tötungen sind. Die Schauspieler bleiben ja am Leben, denn wir sind im Kino oder beim Fernsehen. Besonders beliebt sind »*true stories*«, wobei von den Filmemachern genüsslich darauf hingewiesen wird – genau so hat es sich in der Realität abgespielt, genau so sind Menschen gequält, verletzt und umgebracht worden. Wer sich eine ganztägige TV-Berieselung antun möchte, findet sicher zu jeder Zeit ein passendes Programm und mindestens ein Kapitalverbrechen innerhalb von 30 Minuten. So käme man locker auf über 50 Leichen pro Tag.

Der Anreiz, den das Verbrechen ausübt, ist groß und vor allem zeitlos. Mord und Totschlag waren vor 3000 Jahren in den Räubergeschichten der Antike, man denke an Achilleus, Hektor und Agamemnon, genauso aktuell wie heute in den Romanen von Patricia Highsmith oder Donna Leon. Die alte Ilias oder das Nibelungenlied sind wesentlich grausamer als ein aktueller Tatort oder Columbo. Die menschlichen Abgründe in den dramatischen Tragödien lassen die Zuseher erschaudern, und genauso soll es sein, sagte schon Aristoteles, der Lehrmeister der Poetik. Schrecken und Entsetzen haben einen wichtigen Zweck, sie dienen der Reinigung des Menschen von seinen Erregungszuständen. Auch die Gladiatorenkämpfe im alten Rom spielten dieselbe Rolle, es war nichts anderes als eine Reality-Show. Und wenn heute darüber geklagt wird, dass die Massenmedien die Menschen mit Verbrechen überschwemmen, sollten wir eines bedenken: Gegen den Horror in den Königsdramen von Shakespeare ist »*Das Schweigen der Lämmer*« eine Gutenachtgeschichte.

Die kunstvoll konstruierte Kriminalliteratur ist noch keine 200 Jahre alt. Den Anfang machten E.T.A. Hoffmann mit »*Das Fräulein von Scuderi*« (1818) und E. A. Poe mit »*Die Morde in der Rue Morgue*« (1841). Da eigentlich alle Krimis von Bedeutung auch verfilmt wurden, kommen uns heute die Figuren der Handlung sehr vertraut vor, und nicht nur Kinder meinen, die besten Spurensucher wären *Sherlock Holmes* und *Kommissar Rex*.

Erst in den letzten Jahrzehnten tauchten die Gerichtsmediziner auf. *Dr. Watson* war zwar Arzt, aber lediglich Begleiter und Berichterstatter bei den Ermittlungen von *Sherlock Holmes*. Edgar Wallace und Agatha Christie kamen weitgehend ohne gerichtsmedizinische Untersuchungen aus. Bei *Derrick* erschien der Arzt zwar regelmäßig am Tatort, konnte jedoch außer einer stereotyp-ungefähren Angabe zum Todeszeitpunkt nichts Wesentliches beitragen. Da war der unermüdliche *Quincy* schon ein ganz anderes Kaliber, aber er kam der Realität ebenso wenig nahe wie *Dr. Kay Scarpetta,* die Heldin der Romane von Patricia Cornwell. Ganz gut charakterisiert ist die Rolle des *Dr. Graf* in der Fernsehserie »*Kommissar Rex*«, wo sogar in einem echten Seziersaal gedreht wird. Kurios wie immer in Film und Fernsehen ist der kurze Bildschwenk zur »Leiche«, die fein säuberlich zugedeckt daliegt.

Es würde ja wirklich das Publikum etwas überfordern, die Präparation eines Schusskanals quer durch den ganzen Körper mitverfolgen zu müssen, ganz zu schweigen von der Inspektion des aufgeschnittenen sieben Meter langen Darmes oder dem Zusammensetzen eines zertrümmerten Schädels. Aber da wir ja in den Nachrichtensendungen genug reale Leichen sehen, ist es gar nicht verwunderlich, dass findigen Köpfen im Sinne der »Authentizität« noch einiges eingefallen ist.

In Deutschland werden Mordermittlungen als Freizeitvergnügen angeboten, quasi als Abenteuerurlaub. Die Agentur »Blutspur« bietet Mordgeschichten zum Mitmachen an, pro Person um rund 360 Euro für ein Wochenende. Die Ausgangslage ist jeweils als Tatort konstruiert, Spuren sind gelegt, Indizien und Beweisstücke vorbereitet. Täter und Opfer sind Schauspieler, die sich bemühen, originalgetreu zu agieren. So liegt etwa die Opfer-Darstellerin mit roter Farbe beschmiert in der Badewanne. Die Veranstaltung wird allgemein als »besser als im Fernsehen« gelobt, jeder Fall wird am Ende aufgeklärt.

In Amerika ging man schon einen Schritt weiter. Der Kabelsender Court TV (Gerichts-TV) brachte Realität. In der Reihe »Confession« (Geständnis) erzählten verurteilte Schwerverbrecher 30 Minuten lang jeweils ihre Taten, und das hörte sich dann so an: »Ich habe Monica einmal auf den Hals geschlagen, daraufhin ist sie röchelnd zu Boden gegangen.« Auf die Frage aus dem Off, ob die junge Frau noch lebte: »Ihr Herz schlug noch. Zwei Stunden später, als ich von einer Marihuana-Lieferung zurückkam, war sie kalt, da realisierte ich, dass sie tot war. Dann habe ich ihren Körper total zerstückelt und ihren Kopf auf dem Herd gekocht.« Im Abspann liest man: »Daniel Rakowitz wurde von der Jury für geisteskrank befunden. Er befindet sich in einer geschlossenen psychiatrischen Anstalt.« Es gab fantastische Einschaltquoten, aber auch eine Flutwelle von Protesten. Nach zwei Folgen wurde die Sendung eingestellt.

Tote bringen Quote

Deutschland	Marktanteil	Zuschauer
Gerichtsmedizinerin Dr. Samantha Ryan	17 %	2,9 Mio. Zuschauer
Quincy	14 %	2,7 Mio. Zuschauer
Österreich		
Der Bulle von Tölz	51 %	1,1 Mio. Zuschauer
Siska	21 %	0,5 Mio. Zuschauer

Die sieben goldenen W des Kriminalisten

Die Arbeit des Gerichtsmediziners beginnt am Tatort. So bezeichnet man zunächst auch den Fundort einer Leiche, wobei noch nicht feststehen muss, ob tatsächlich eine Straftat begangen wurde. Auch kann sich erst später herausstellen, dass der Auffindungsort nicht jener Platz ist, wo die »Tat« verübt wurde. Der Gerichtsmediziner ist aber nicht der Erste, der am Ort eintrifft, und er hat es demzufolge auch manchmal schwer.

Der Leichnam wurde in der Regel von Zivilpersonen aufgefunden, eventuell angegriffen und in seiner Lage verändert. Die Ersten vor Ort, die jedoch wirklich nicht hingehören, sind neugierige Nachbarn und Passanten, hin und wieder auch die Reporter. Wenn solche Personen nur einen Zigarettenstummel wegwerfen, ist später das Chaos der Spurensicherung perfekt. Dann kommt die Polizei mit dem Polizeiarzt, manchmal ist vorher schon der alarmierte Notarzt oder der nächste erreichbare Arzt zur Stelle. Unbeschadet aller kriminalistischen Vorgehensweisen geht es schließlich darum, ob die »Leiche« wirklich tot ist oder eine tiefe Bewusstlosigkeit bzw. ein Koma vorliegt. Es ist daher notwendig, dass jeder Arzt wenigstens die Grundkenntnisse für eine Leichenbeschau besitzt. Hier klafft zwischen theoretischer Erfordernis und praktischer Realität eine große Lücke. Was da manchmal passiert, welche Vermutungen geäußert und natürlich kolportiert werden, wie viele Spuren verwischt oder überlagert wurden und was alles schließlich verabsäumt worden ist, lässt den erfahrenen Kriminalisten verzweifeln.

Es geschah bei einem Raubmord an einem Trödler, der mit Hammerschlägen gegen den Kopf getötet wurde. Da das Opfer nicht sofort tot war, reinigten und verbanden Ärzte in demselben Gewölbe, in dem die Bluttat geschehen war, seine Wunden. Schließlich lagen eine Menge von blutigen Wattebauschen auf dem Boden und zahlreiche Blutspritzer waren an Stellen aufzufinden, die nach der ganzen Situation nicht zu dem Überfall passen konnten. Dies erschwerte die richtige Deutung der Spuren des Verbrechens sehr, da der Überfallene, ehe er vernommen werden konnte, starb. Der Täter selbst gab den Mord nicht zu, sondern erklärte, es handle sich um einen Totschlag im Zuge eines Raufhandels. Es wäre für die Ermittlungen gewiss vorteilhafter gewesen, wenn man den Verletzten aus dem kleinen Geschäftslokal hinausgebracht und dort verbunden hätte. So wurden aber verschiedene Spuren falsch gelegt und andere verwischt.

Der Gerichtsarzt sollte bei einem Lokalaugenschein zunächst wirklich nur zuschauen, und zwar zuerst aus einiger Distanz und später erst aus der Nähe, aber vorerst nichts berühren, auch den Leichnam nicht. Die Situation muss durch Skizzen und Fotografien und durch ein ausführliches Protokoll fixiert werden. Ist das geschehen, kann man mit den Untersuchungen schrittweise weitergehen, den Leichnam anfassen, umlagern, schließlich aufheben, damit man auch sieht, was unter ihm liegt.

Der große Lehrer Breitenecker hat den treffenden Rat gegeben: »Die Hände in die Taschen – die Augen weit auf-, den Mund fest zumachen.« Die Hände sind deshalb in die Taschen zu stecken, um nichts zu verändern, um ja keine Spuren zu verwischen oder neue, so genannte Trugspuren, zu verursachen. Die Augen sind weit aufzumachen, um nichts zu übersehen, und der Mund ist fest zuzumachen, um nicht durch voreilige Bemerkungen Unsicherheit zu verbreiten.

Im Weiteren sollten sich die Überlegungen und Untersuchungen an die »sieben goldenen W des Kriminalisten« halten: wer, was, wo, womit, warum, wie, wann? Quis, quid, ubi, quibus auxiliis, cur, quomodo, quando?

Richtig ausgesprochen und rhythmisch betont, ergeben die lateinischen Fragewörter einen klassischen Hexameter und sind deshalb leicht zu merken.

1. Wer ist das Opfer? Wer ist der Täter?

Die Feststellung der Personalien des Opfers kann ganz einfach sein (Personalausweis, Bekannte) oder aber beträchtliche Schwierigkeiten machen. Eine unbekannte, vielleicht sogar verstümmelte Leiche zu identifizieren, gehört zu den großen Herausforderungen der medizinischen Kriminalistik.

Die Frage nach dem Täter ist dann leicht zu beantworten, wenn ihn Augenzeugen erkannt haben. Meist ist dies jedoch nicht der Fall, sodass eine umfassende Spurensicherung notwendig ist. Dies reicht von Fingerabdrücken bis zu Körperausscheidungen, die auf individualcharakteristische Merkmale zu untersuchen sind.

> Ein tatsächlich kurioser Fall einer Identifizierung durch hinterlassene Spuren trug sich vor vielen Jahrzehnten zu: Es ist nicht so außergewöhnlich, dass ein Täter neben dem Opfer seinen eigenen Harn oder Kot absetzt. Dies ist die Markierung einer gestörten Psyche. Aber dass in einem solchen Fall zur Selbstreinigung eine Tageszeitung verwendet wurde, mit Zustelladresse und Namen, war ein in der Kriminalität wohl einmaliger Fehler des Täters.

2. Was ist geschehen?

Eine erste grobe Orientierung sollte helfen zu entscheiden, ob überhaupt ein gewaltsamer Tod vorliegt, und inwieweit es sich um einen Unfall, Selbstmord oder ein Tötungsdelikt handelt. Es ist zweckmäßig, jeden plötzlichen oder unerwarteten Todesfall so lange als Mord anzusehen, bis das Gegenteil erwiesen ist.

3. Wo ist es geschehen?

Der Auffindungsort einer Leiche wird sehr oft auch der Tatort sowie der Sterbeort sein. Freilich können diese Orte auch ganz verschieden sein.

> Es ist nicht ungewöhnlich, dass komplizierte Zusammenhänge aufgedeckt werden:
> Bei Rivalitätsstreitigkeiten im Rahmen von Bandenkriminalität wurde ein Mann zusammengeschlagen und bis zur Bewusstlosigkeit gewürgt. Da man annahm, er sei tot, packte man ihn in den Kofferraum eines Autos und transportierte ihn an ein Seeufer. Dort wurde die vermeintliche Leiche ins Wasser geworfen. Er erwachte dadurch, ertrank jedoch nach kurzer Zeit. Die Leiche wurde einige Tage später angeschwemmt. Würgemale am Hals, Spuren von Erbrochenem im Kofferraum und Wasser in Magen und Lunge waren festzustellen, jedoch erst das Geständnis des Täters konnte den genauen Ablauf erklären.

4. Womit ist es geschehen?

Es ist die außerordentlich wichtige Frage nach dem Tatwerkzeug. Es kann sich dabei um Teile eines Fahrzeuges oder einer Maschine handeln, die charakteristische Verletzungen an einer Person herbeigeführt haben, oder um ein Werkzeug im engeren Sinn (Hammer, Axt, Messer, Strangulierungswerkzeug) oder um Schusswaffen.

Hat der Täter das Werkzeug nach der Tat mitgenommen, lässt sich dasselbe anhand der Verletzungen des Opfers jedoch ziemlich genau rekonstruieren. Aber auch hier lauert die Gefahr von Irrtümern: Bei einer Schießerei muss genau festgestellt werden, welche Projektile zu welchen Waffen gehören, wie die Schusskanäle verlaufen und welche Positionen die Beteiligten eingenommen haben. Weiterhin ist zu klären, womit die eigentliche Tötung erfolgt ist: Es kann ja jemand gewürgt, erstochen und angeschossen worden sein, vielleicht sogar von verschiedenen Tätern.

5. Warum ist es geschehen?
Die Klärung des Motivs wird kaum schon am Tatort möglich sein, jedoch sind Spuren und Indizien festzuhalten, wie z. B. Hinweise auf einen Raufhandel, Alkoholisierung, Drogen oder ein Sexualdelikt.

6. Wie ist es geschehen?
Zur Rekonstruktion des Tatablaufes sind alle entdeckten Spuren miteinander in Zusammenhang zu bringen. Dieselben dürfen nicht allein nur zu dem Hergang passen, sie müssen auch in einer logisch-nachvollziehbaren Ablaufkette stehen. Nicht zu vergessen ist, es kann ein Ereignis als Unfall beginnen und mit einer Tötung enden und umgekehrt kann ein Tötungsvorhaben durch einen Unfall oder einen Zwischenfall eine ganz andere Richtung nehmen.

7. Wann ist es geschehen?
Festzustellen, wann eine Tat begangen wurde, gehört zu den schwierigsten Aufgaben des Gerichtsmediziners. Je kürzer die Zeitspanne zwischen Tathergang und Untersuchung ist, desto zuverlässiger lässt sich die Todeszeit abschätzen. Gibt es aber keine anderen Anhaltspunkte, wie etwa zugeordnete Geräusche, stehen gebliebene Uhren oder Videoaufzeichnungen mit Zeitan-

gaben, lässt sich nur ein Schätzwert angeben. Horrende Fehler sind dabei schon gemacht worden.

Überdies ist zwischen Tatzeit, Sterbezeit und Auffindungszeit zu unterscheiden.

Für die kriminalistische Untersuchung einer Gewalttat mit Todesfolge ist noch ein achtes W von großer Bedeutung: »*Wem nützt es? Cui bono?*« In den allermeisten Fällen bezweckt ja ein Täter etwas, meistens für sich selbst.

Wie wichtig zur Klärung eines Tatherganges die genaue, sachverständige ärztliche Begutachtung am Tatort sein kann, stellt der nachfolgende Fall unter Beweis, bei dem nur Untersuchung und Fotodokumentation unmittelbar nach Auffinden des Opfers ein überzeugendes Gesamtbild schaffen konnten. Insbesondere die Lage der Leiche als solche, die Stellung der einzelnen Körperteile zueinander, ihre Lagerung gegenüber verschiedenen Gegenständen der Umgebung, die Lage der einzelnen Kleidungsstücke ist nur an Ort und Stelle einwandfrei möglich. Auch manche Befunde an der Leiche selbst werden durch deren Übertragung an den Obduktionsort geändert, so z. B. die Stellung der Gliedmaßen, wenn der Leichnam zum Zwecke des Transportes in eine gedeckte Bahre gebracht werden muss. Auch noch beim Entkleiden der totenstarren Leiche werden Stellungsänderungen der Gliedmaßen bewirkt.

Das 5-jährige Wiener Mädchen Mizzi W. verschwand am Abend des 1. Mai und konnte erst nach drei Tagen im Kellergeschoss des Wohnhauses als Leichnam aufgefunden werden, und zwar in einem Raume, der an eine Tischlerwerkstätte anstieß und zur Aufbewahrung von Tischlerholz diente.

Der Leichnam lag am Rücken, das rechte Bein war ausgestreckt, das linke im Knie gebeugt und so stark nach innen gedreht, dass die Innenseite des Knies und der innere Fußknöchel auf dem Boden auflagen. Die Kleider schienen in Ordnung, doch zeigte sich nach Zurückschlagen des Mantels und Röckchens, dass das mit Harn durchnässte Hemd über die Scham hinaufgeschoben und Letztere unbedeckt war. Hob man das Knie des linken Beines von der Erde auf, ohne die Lage des Fußes selbst zu ändern, so machte es den Eindruck, als ob nach dem Tode das schlaffe Bein zunächst aufgestellt, dabei weggespreizt und im Knie gebeugt und anschließend schlaff nach innen umgefallen wäre. Die Auffassung gewann dadurch an Wahrscheinlichkeit, dass ein ganz eigentümliches Klaffen der Schamlippen zu sehen war.

Es war mit Grund anzunehmen, dass zu jener Zeit, da das Körperfett des Leichnams erstarrt und durch die Erstarrung plastisch geworden war, also mindestens mehrere Stunden nach dem Tode, ein Gegenstand mit rundlichem Querschnitt, eventuell eine Fingerspitze, in die Vulva hineingedrängt worden war. Dass eine gewaltsame Tötung vorlag, dafür konnte gleich an Ort und Stelle der Beweis erbracht werden, denn es fanden sich Würgespuren am Halse. Alle Umstände und der Genitalbefund sprachen für Tötung aus sexuellem Motiv. Mit der Annahme, es seien die Genitalien noch an der Leiche berührt worden, war auch der Umstand wohl in Einklang zu bringen, dass das vermutlich während der Erwürgung durch Harnentleerung benässte Hemd auf den Bauch hinauf geschoben war. Durch den Transport des Leichnams in das Sektionslokal verschwand der ganz eigentümliche Befund am Genitale.

Als Täter wurde ein in jener Tischlerwerkstätte beschäftigter Gehilfe eruiert, der gestand, dass er das Kind am Abend des 1. Mai in den Keller geführt hatte, um es geschlechtlich zu missbrauchen. Er gab jedoch vor, er sei, als er sich zum Coitus anschickte, von einem epileptischen Zustand befallen worden. Schließlich gestand er, dass er am Morgen nach der Tat nochmals bei der Leiche gewesen sei und mit den Händen versucht habe, das Genitale zu spreizen. Dieses Geständnis erklärte somit den durch den Lokalaugenschein erhobenen Befund, wonach noch an dem Genitale der erkalteten Leiche manipuliert worden sei.

Nicht nur der Täter kehrt manchmal, allerdings nicht sehr oft, an den Tatort zurück, sondern vor allem der Gerichtsmediziner sollte es sich zur Gewohnheit machen, den Tatort am nächsten Tag noch einmal aufzusuchen. Dabei werden öfter wichtige, bisher übersehene Einzelheiten erkannt.

Auf Wunsch kommt die Gerichtsmedizin ins Haus

Amerika, du hast es besser! Zumindest was die Überprüfung von Todesursachen angeht.

Nehmen wir einmal an, der Großvater ist nach kurzem Krankenhausaufenthalt gestorben. »Lungenentzündung« haben die Ärzte diagnostiziert, eine Autopsie sei nicht nötig. Doch wenn die Angehörigen auf Nummer Sicher gehen wollen, braucht nur jemand zum Telefon zu greifen und eine Obduktion durch einen Privat-Pathologen bestellen. Dr. Vidal Herrera, Gerichtsmediziner aus Los Angeles, hat sich mit einem privaten Autopsieunternehmen selbstständig gemacht. Sein Angebot lautet:
- Private Autopsies
- Forensic Autopsies
- Medical Photography
- Civil and Criminal Consultant

Gerichte, Anwälte und Seniorenheime rufen – Herrera kommt und öffnet die Leichen. Im Grunde zielt sein postmortales Geschäft aber auf private Kundschaft. Wer den Tod eines Angehörigen dem Arzt oder Krankenhaus anlasten will und dafür Schadenersatz einklagen möchte, ruft Herrera. Kostenpunkt: 2500 Dollar. Das Unternehmen floriert, mit einigen Mitarbeitern werden pro Jahr 800–1000 Leichen untersucht.

Ein Obduktionsunternehmen aus Florida, Dr. Brian McCarthy, brachte die Anliegen seiner Kunden mit einem markanten Werbespruch auf den Punkt: »McPath. Seelenfrieden, Antworten auf Ihre Fragen.« McCarthy hofft, seine Firma zu einer Art »McDonald's der Pathologie« auszuweiten, mit Autopsiezweigstellen im ganzen Land.

Frauen drängen zum Sektionstisch

Mindestens die Hälfte der Medizinstudenten sind Frauen. Dies macht sich in Pathologie und Gerichtsmedizin immer deutlicher bemerkbar. Kaum ein Institut, wo nicht Frauen am Sektionstisch stehen. Sie brauchen dabei gar nicht »ihren Mann zu stellen«, denn sie sind meistens deshalb gut, weil sie den Beruf aus Interesse ausüben.

Dr. Joye Maureen Carter (geb. 1957) ist seit 1996 leitende Gerichtspathologin der Millionenstadt Houston. Erstaunlich für den Süden der USA war lediglich, dass Joye Carter eine Schwarze ist. Sie hat ihre Ausbildung bei der Air Force gemacht und wurde Ausbildungsleiterin für Militärpathologie. Jetzt leitet sie ein Institut mit 70 Mitarbeitern und greift jeden Freitag selbst zum Skalpell, weil sie ihr Handwerk nicht verlernen will. Die Dame sitzt zwar in der Chefetage, steht jedoch auch im Erdgeschoss im Seziersaal.

Dr. Mary Manheim (geb. 1945) leitet seit 15 Jahren die gerichtsmedizinische Anthropologie der Louisiana State University in Baton Rouge. Ihr Spezialgebiet ist die Identifikation von Skelettresten. Aus den Knochen liest sie Alter, Größe, Geschlecht und Rasse der Opfer, oft genügt die Ermittlung von Ursache und Zeitpunkt des Todes. Sie erstellt Phantombilder vermisster Personen anhand von früheren Fotos und modelliert Gesichter über Skelettschädel. Solche Fahndungshilfen werden in den USA dann auf Plakaten oder Milchkartons veröffentlicht. Von 600 Fällen konnte Dr. Manheim 570 lösen und die Identität der Toten bestimmen.

Ein frisches und ein altes Herz

Mein erstes Mädchen hieß Ramona

Wie man bei manchen Ereignissen das »erste Mal« ein Leben lang in Erinnerung behält, so ergeht es einem auch bei pathologischen. Die erste Obduktion, das erste Mal, dass man sich selbst in den Finger geschnitten hat – und so fort. Und genauso ist mir die 16-jährige Ramona in Erinnerung. Ich war damals noch Student und Famulant, wobei es in jenem Krankenhaus üblich war, die Leichenöffnungen den Studenten zu überlassen. War man interessiert und traute sich die Sache zu, so konnte man praktisch alles allein machen. Diese Zeiten sind längst vorbei. Es geschah um die Pfingstfeiertage herum, ein Volksfest fand statt und ein Zirkus gastierte in der Stadt. In der Nähe des Rummelplatzes befand sich ein Fluss mit schräg abfallender Böschung. Als in den Vormittagsstunden die ersten Besucher wieder in Richtung Bierzelt zum Frühschoppen marschierten, fanden sie auf einem Wiesenstreifen am Flussufer ein junges Mädchen und ein Gewehr. Das Mädchen war bekleidet, geschminkt, frisiert und tot: Neben den Füßen lag eine zierlich gearbeitete einschüssige Büchse vom Kaliber .22 l.r., also ein Kleinkalibergewehr. Die Ermittlungen verliefen kurz und einfach. An der vorderen Brustwand, etwas links der Mitte, gab es einen Einschuss, der Abzug wurde mit der rechten Großzehe betätigt, dort fehlte der Schuh. Als ich einige Stunden später die Obduktion durchführte, wussten wir bereits alles. Das Mädchen war das jüngste Mitglied einer Kunstschützentruppe aus dem Zirkus, daher ihre Geschicklichkeit, als sie sich selbst erschoss. Ihr Künstlername war Ramona, in einem Abschiedsbrief nannte sie unglückliche Liebe als Motiv. Mir blieb in Erinnerung, dass sie noch im Tod von einer faszinierenden exotischen Schönheit war. Erst viel später lehrte mich die Erfahrung, dass man kaum, nicht einmal, wenn es sich um Jugendliche handelt, »schönen Leichen« begegnet. Ramona war eine Ausnahme, das Gesicht war völlig unversehrt und die kleine Wunde an der Brust kaum sichtbar. Das Projektil hatte das Herz durchschlagen und war dann stecken geblieben. Ich bewahrte das kaum verformte Bleigeschoss auf und trage es seit vielen Jahrzehnten als Talisman mit mir. Ein Aberglaube besagt, dass ein Gegenstand, der schon einmal den Tod gebracht hat, im Weiteren vor demselben schützt. Wenn er niemand anderen dabei schadet oder ärgert, darf ein Pathologe meiner Meinung nach ruhig abergläubisch sein.

Was das Schießen betrifft, so muss Ramona – deren eigentlichen Namen ich schon längst vergessen habe – eine Könnerin gewesen sein. Sie wusste genau, dass ein Herzschuss die geringste Verunstaltung des Körpers bewirkt, und traf auch vor allem das Herz. Letzteres ist bei Selbstmord keineswegs immer der Fall, denn die Leute schießen meist zu weit links daneben. In Liebesangelegenheiten ist ein Herzschuss jedoch typisch, auch das hat seine mythologischen Gründe.

Das Herz des Königs

Maria Antonia war die jüngste Tochter der Maria Theresia (1717–1780). Mit 15 Jahren wurde sie 1770 mit dem französischen Thronfolger, dem späteren König Ludwig XVI., verheiratet, ab da hieß sie Marie Antoinette (1755–1793). Die Ehe wurde erst sieben Jahre später vollzogen, nachdem man am König eine Vorhautoperation durchgeführt hatte. Danach gebar Marie Antoinette vier Kinder:

1. Marie Therese, 1778, seit der Geburt Madame Royale genannt. Nur sie überlebte die Französische Revolution und starb 1851.
2. Louis Joseph, 1781, der erste Thronfolger, der Dauphin. Er starb bereits 1789.
3. Louis Charles, 1785, der zweite Thronfolger, wurde 1793 nach der Hinrichtung seiner Eltern von den Royalisten zum ungekrönten Ludwig XVII. ausgerufen. 1795 starb er im Gefängnis an Tuberkulose.
4. Sophie Beatrice, 1786, sie wurde nur elf Monate alt.

Der 10-jährige Knabe Ludwig XVII. wurde obduziert, und dabei entnahm man sein Herz. Nach Ende der Revolutionswirren wurde dieses Herz in einem geschliffenen Kristallglasbehälter in der Kathedrale von Saint Denis in Paris aufbewahrt. Da zahlreiche Gerüchte in Umlauf waren, wonach der Junge die Gefangenschaft überlebt habe, bzw. eine Reihe von Betrügern auftraten, von denen jeder behauptete, rechtmäßiger Thronfolger zu sein, blieb bis vor kurzem eine gewisse Unsicherheit bestehen. Dazu kommt, dass die Bourbonen selbst in einen spanischen und einen französischen Zweig gespalten waren und es bis heute Zwistigkeiten der Rangordnung und der Erbfolge gibt. Ende 1999 wurden schließlich Proben aus dem Herzgewebe entnommen, von belgischen und deutschen Gerichtsmedizinern genetisch untersucht und mit der Erbsubstanz von noch lebenden Verwandten verglichen. Bernd Brinkmann in Münster und Jean-Jacques Cassiman in Löwen stellten eine ausreichende Übereinstimmung der Erbmerkmale fest, sodass das Schicksal des Sohnes von Marie Antoinette jetzt eindeutig geklärt ist. Vor allem die Geschichte um den deutschen Uhrmacher Karl Wilhelm Naundorff ist damit endgültig als Schwindel entlarvt. Dieser hatte sich als Ludwig XVII. bezeichnet, war 1833 nach Frankreich gekommen und hatte durch bourbonische Gesichtszüge verblüfft. Allerdings war er des Französischen nicht mächtig. Dennoch schaffte es seine Lobby, ihn 1845 als »Charles Louis de Bourbon« ins Sterberegister eintragen zu lassen, und seine Nachkommen nennen sich noch heute »de Bourbon«. Dies dürfte ihnen nun allerdings verboten werden.

Wer ist der Tote?

Die Identifikation unbekannter aufgefundener Leichen ist Aufgabe des Gerichtsmediziners. Eine Fülle von Fragestellungen kann sich dabei eröffnen:

Ist der Tote jener schon lange vermisste XY?

Gibt es charakteristische Merkmale, die man für eine öffentliche Suche verwenden könnte? Werden nur Knochen aufgefunden, sind es Menschen- oder Tierknochen?

Wie lange liegen die Knochen schon, Jahre oder Jahrzehnte oder gar Jahrhunderte?

Sind es die Knochen eines oder mehrerer Individuen?

Sind nur Weichteile, z. B. nach einer Zerstückelung, vorhanden, und was kann man daraus schließen?

In den meisten Fällen sind es äußere Merkmale, wie vorzugsweise das Gesicht oder Dokumente, Kleidung und Schmuckstücke, die eine zweifelsfreie Identifizierung erlauben. Dies ist aus den TV-Kriminalserien bekannt: wenn etwa der Kommissar das Halsband des Opfers auf den Tisch legt oder ein Ohrring die Identität verrät. Besonders schaurig wird es dann, wenn ein Verwandter zu den Kühlboxen oder in den Seziersaal tritt, das – in der Realität nie vorhandene – Tuch feierlich ein kleines Stück angehoben wird und wir nur mehr die tränenerstickten Worte vernehmen: »Ja, das ist er!«

Eine Leiche nur durch einen Blick auf das Gesicht zu identifizieren ist höchst problematisch. Leichengesichter sehen anders aus als lebendige! Selbst erfahrene Leichenbeschauer sind immer wieder erstaunt, und mir selbst ergeht es oft so, dass sie die Gesichter von ihnen bekannten Personen fast nicht wiedererkennen. Charakteristischer sind dabei schon Narben, Tätowierungen und vor allem die Zähne.

Vorhandene Röntgenbilder können entscheidende Hinweise geben. Ein besonderes Kunststück gelang 1972 Röntgenologen in den USA. Von einer toten Frau war nur mehr ein Schlüsselbein übrig geblieben. Man verglich es mit der Röntgenübersichtsaufnahme des Brustkorbes, welche zu Lebzeiten von der vermuteten Person angefertigt worden war. Es ließen sich so viele übereinstimmende Merkmale feststellen, dass die Identifikation zweifelsfrei ermöglicht wurde.

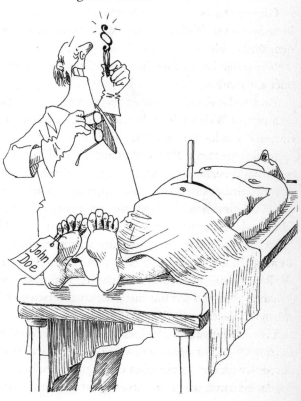

Schwierig ist vor allem das Vorgehen bei Massenkatastrophen. Hier gehören Top-Spezialisten ans Werk:

Bei einem Terroranschlag im ägyptischen Luxor wurden 58 Touristen getötet. Die örtlichen Behörden zogen zur Identifikation lediglich Passbilder und die Angaben von Überlebenden der Reisegruppen heran. Resultat war, dass viele Leichen falsch zugeordnet wurden. Opfer aus England wurden in die Schweiz überführt und umgekehrt.

Schlimm zugerichtet sind auch die Toten nach Flugzeugabstürzen. Es existieren nur mehr verbrannte und zertrümmerte Leichenteile, die Körper sind oft in zahlreiche Einzelteile zerlegt. Dies macht aufwendige Identifizierungsmaßnahmen nötig. Kommt man allerdings zu spät an den Unfallort, so sind unter Umständen Körperteile bereits von Tieren verschleppt worden. Andererseits können Teile übrig bleiben, von denen sich nicht mehr eruieren lässt, von wem sie stammen.

Immer noch am besten geeignet für eine Identifizierung ist das Gebiss. Einerseits ist ein Gebissabdruck einmalig und charakteristisch wie ein Fingerabdruck, andererseits bleiben Zähne und Zahnprothesen auch bei sonstiger Zerstörung des Körpers meistens erhalten. Das nützt aber alles nichts, wenn es keine Röntgenbilder oder Zahnarztbefunde gibt. So war es z. B. bei den Opfern der Zivilbevölkerung in Serbien und im Kosovo. Viele blieben unidentifiziert oder wurden nach Willkür zugeordnet.

Was tun, wenn der Kopf überhaupt nicht vorhanden ist?

13. Juni 1973: Nach einer Bombenexplosion auf der Autobahn nahe Wien wird die Gendarmerie alarmiert und findet einen Erdkrater an der Böschung. An der verbogenen Leitplanke kleben ein paar blutige Fleischteile, sonst sehen die Beamten auf den ersten Blick nichts. Die folgenden Worte sind in die österreichische Kriminalgeschichte eingegangen. »Also, Verkehrsunfall ist das keiner!« sagte der eine Gendarm zum anderen und schüttelte den Kopf. »Schaut so aus«, antwortete sein Kollege,

»als hätte es da jemanden zu Putzfetzen* zerrissen.« Wenig später wimmelte es an der Stelle von Untersuchungsexperten.

Man wusste zunächst nicht einmal, ob es sich um Teile eines Menschen oder eines Tieres handelte. Der herbeigeholte Gerichtsmediziner erkannte rasch, dass die Leichenteile zu einem Menschen gehört hatten, und schlug vor, das Gelände im großen Umkreis nach weiteren Leichenresten absuchen zu lassen. Es konnten 400 menschliche Leichenteile mit einem Gesamtgewicht von 16 kg eingesammelt werden. Man fand keine Kleidungsstücke, nur Reste eines Jutesackes, ein Kofferschloss, zerfetzte Novopanplatten und Reste einer Sprengvorrichtung, die mit Donarit geladen war, sowie eine Junghans-Uhr als Zeitzünder. So weit konnte das Materielle rekonstruiert werden.

Rätselhaft war jedoch die Identität des Toten. Und da wurde es schwierig – denn es fehlte der Schädel. Trotz genauester Suche konnte weder ein Auge noch ein Ohr noch sonst etwas gefunden werden, das zu einem menschlichen Gesicht gepasst hätte. Man zog daraus den Schluss, das Opfer sei zum Zeitpunkt der Explosion bereits tot gewesen und man habe den Kopf abgetrennt. Bei der Untersuchung der menschlichen Überreste wurde ein etwa kirschgroßes Stück Leber gefunden, das mikroskopisch das Bild der Fettleber – wie es häufig Alkoholiker aufweisen – bot. Ein weiteres, ebenso großes Gewebestück erwies sich als Hodengewebe. An einem schmalen, sehr stark behaarten Hautstück wurde der Nabel, die Achselbehaarung und eine Blinddarmnarbe festgestellt. Aus der Distanz »Nabel bis Achselhöhle« konnte unter der Annahme, es handle sich um einen jungen Menschen, in allergröbster Weise die Körpergröße geschätzt werden.

Diese Entdeckungen hätten nicht weitergeführt, wenn nicht zur selben Zeit in Wien eine Mutter auf der Suche nach ihrem

* Putzlappen

vermissten Sohn die Polizei verständigt hätte. Sie schilderte ihren Sohn als sehr groß, mit starker Körperbehaarung und einer Blinddarmnarbe, und gab an, er sei Alkoholiker. Die Gerichtsmediziner konnten aus den Leichenteilen Blut gewinnen, und es wurden die Blutgruppenmerkmale ermittelt. Verglichen mit denen der Mutter, stimmten sie in sieben Merkmalen überein, woraus allerdings nur geschlossen werden konnte, dass die Frau die Mutter sein mochte. Alle diese Feststellungen reichten nicht aus, um eine Identität zu ermitteln, sie gaben aber doch Hinweise.

Eine weitere Unterstützung lieferte die Angabe der Frau, dass ihr Sohn in engem Kontakt mit einem Mann namens Ernst Dostal stand. Als Letzterer drei Tage später zwecks Einvernahme zur Gendarmerie bestellt wurde, entzog er sich dieser Befragung durch Flucht, nachdem er vier Gendarmeriebeamte angeschossen und schwer verletzt hatte. In der Folge tötete er auf seiner Flucht ein Ehepaar und wurde schließlich, als er 13 Tage nach dem Fund der Leichenteile nach einer beispiellosen Großfahndung von der Gendarmerie eingekreist wurde, nach einem Feuergefecht erschossen. Hinweise auf den rätselhaften Mord an seinem Freund, der in der Zwischenzeit eindeutig als Richard Dvorak identifiziert worden war, auf das Motiv zur Sprengung der Leiche und auf den Verbleib des Schädels blieben jedoch aus.

Spektakuläre Identifizierungen

Aufsehen erregende Identifizierungen an Leichenteilen betreffen zumeist entweder Personen, die allgemein bekannt waren und daher öffentliches Interesse auch in den Medien erzeugen, oder Opfer von Kapitalverbrechen, die in die Geschichte eingingen. Natürlich wird die Aufmerksamkeit wach, wenn ein Arzt versucht, seine ermordete Frau unidentifizierbar verschwinden zu lassen, aber dennoch überführt wird. Der klassische Fall des Dr.

Hawley Harvey Crippen (1862–1910) wurde sogar mehrmals verfilmt.

Am 30. Juni 1910 wurde in London von Bekannten das spurlose Verschwinden der 35-jährigen Cora Crippen bei Scotland Yard angezeigt. Sie war die Gattin des amerikanischen Zahnarztes Dr. H. H. Crippen, der zunächst erklärte, seine Frau sei anlässlich einer Reise nach Kalifornien dort an einer Lungenentzündung gestorben, später allerdings einräumte, sie sei noch am Leben, habe ihn jedoch wegen eines wohlhabenden Mannes verlassen. Das war irgendwie plausibel, denn Cora, die tatsächlich Kunigunde Mackamotzki hieß, fühlte sich zur Sängerin und Schauspielerin berufen, blieb aber erfolglos und tröstete sich mit einer Reihe von Liebhabern. Seit 1. Februar 1910 hatte man sie nicht mehr gesehen. Nach einer kurzen Einvernahme durch die Polizei ergab sich keinerlei Verdacht für ein Verbrechen und die Sache schien erledigt. Dem Chefinspektor Walter Dew fehlten jedoch noch einige Daten für das Protokoll, sodass er nochmals das Haus von Dr. Crippen aufsuchte. Als er am 11. Juli vorsprechen wollte, erfuhr er, dass Crippen zwei Tage vorher in großer Eile London mit unbekanntem Ziel verlassen hatte. Mit ihm war seine Ordinationshilfe Ethel Le Neve ebenfalls abgereist. Jetzt erst erwachte Dews Argwohn, und er ließ das Haus untersuchen. Im Keller, unter dem lockeren Ziegelsteinboden, fand man Teile eines menschlichen Rumpfes, weder Kopf noch Gliedmaßen, jedoch Reste von Damenkleidern. Die Stunde der Gerichtsmedizin war gekommen. Senior-Pathologist Dr. Augustus Joseph Pepper und sein Schüler Dr. Bernard Spilsbury übernahmen die Untersuchungen. Sehr schnell wurde erkannt, dass hier ein Täter am Werk gewesen war, der über gute anatomische Kenntnisse verfügte. Es waren nicht nur Kopf und Extremitäten abgetrennt, sondern auch sämtliche Knochen herausgelöst, um eine Identifizierung anhand des Skeletts zu verhindern. Auch waren alle Körperteile, die auf das Geschlecht des Opfers hinweisen könnten, verschwunden. Aus der Länge der vorgefundenen Haare und den Kleidungsstücken konnte man schließen, dass es sich um eine Frau handelte. Aber das war noch lange kein Beweis, dass die Leiche im Keller tatsächlich Cora Crippen war. Schließlich wurde ein etwa 15 mal 20 Zentimeter großes Hautstück gefunden, das am Rand einige Schamhaare aufwies und daneben eine Narbe. Die Ermittlungen ergaben schließlich, dass Cora sich vor Jahren einer Unterleibsoperation unterzogen hatte. Aufwendige mikroskopische Untersuchungen zeigten an dem Hautstück die besonderen feingeweblichen Charakteristika der vorderen Bauchwand. Gleichzeitig war es gelungen, in den Leichenteilen das pflanzliche Gift Hyoscin nachzuweisen.

Scotland Yard hatte in der Zwischenzeit einen Steckbrief mit der genauen Personenbeschreibung von Dr. Crippen und Ethel Le Neve herausgegeben. Dieses Fahndungsblatt wurde unter anderem an sämtliche auslaufende Schiffe verteilt, so auch an den Passagierdampfer »Montrose«. Dort waren die Passagiere John Philo Robinson und dessen Sohn John bereits aufgefallen, da der »Junge« bei Tisch ausgesprochen weibliche Manieren zeigte und das Benehmen der Robinsons eher einem Liebespaar entsprach. Diesen Verdacht teilte der Kapitän den Behörden mittels eines Funkspruches mit. Es war das erste Mal, dass die drahtlose Nachrichtenübermittlung zu kriminalistischen Zwecken eingesetzt wurde. Crippen und seine Freundin wurden verhaftet. Beim folgenden Strafprozess konnte vor allem Bernard Spilsbury seine Untersuchungen zur Identifizierung derart fundiert darstellen, dass die Beratung der Geschworenen nur 27 Minuten dauerte. Crippen wurde zum Tode verurteilt und hingerichtet, Ethel Le Neve von der Anklage der Mittäterschaft freigesprochen.

Dieser Prozess bedeutete eine Wende in der Bewertung gerichtsmedizinischer Untersuchungen, denen, dank Bernard Spilsbury, fortan mehr Vertrauen entgegengebracht wurde.

> Wer war Dr. Bernard Spilsbury?
> Der 1877 geborene Sohn eines Drogisten kam mehr durch Zufall als durch Neigung zum Medizinstudium. Eigentlich hätte er praktischer Arzt werden sollen, doch Pathologie und mikroskopische Untersuchungen faszinierten ihn. Während seine Jahrgangskollegen längst als Ärzte ihr Geld verdienten, arbeitete er in Leichenhallen und Laboratorien, um die Gewebsveränderungen aufzuspüren, die dem freien Auge verborgen blieben. Er wurde ein Forscher mit dem Mikroskop, und das war sein Weg zur Gerichtsmedizin. Über 40 Jahre wirkte er als Sachverständiger, mit immer größer werdender Erfahrung und immer präziserer Klarheit in seinen Gutachten. Als ein Mann von immenser Ausstrahlung und offenbar ohne die geringste Spur von Selbstzweifeln beeinflusste er Geschworene wie Richter gleichermaßen und erlangte nahezu eine Reputation der Unfehlbarkeit. Im Gegensatz zu anderen großen Gerichtspathologen hat er weder publiziert noch gelehrt. Am Ende seines Lebens verfiel er angesichts seiner schwindenden Kräfte in Depressionen und beging Selbstmord. Im Alter von 70 Jahren zog sich Sir Bernard Spilsbury 1947 eine Plastiktüte über den Kopf und erstickte darunter.

Der Beginn der Ereignisse spielte 1882 im kleinen nordostungarischen Dorf Tisza-Eszlàr, am Ufer der Theiß. Die Bewohner waren überwiegend Christen und daneben aus dem Osten zugewanderte Juden. Im letzten Drittel des 19. Jahrhunderts hatte sich zum seit jeher bestehenden, religiös begründeten Antisemitismus auch eine wirtschaftlich bedingte Judenfeindlichkeit den Zuwanderern gegenüber entwickelt. Durch die Pogrome im nahen Russland erlangte diese noch Auftrieb, da die Zahl der jüdischen Flüchtlinge zunahm.

Am Samstag, dem 1. April 1882, schickte eine Bäuerin ihr 14-

jähriges, christliches Dienstmädchen Esther Solymosi zum Kaufmann, um Farbe für den Osterputz zu holen. Der Weg führte sowohl am Flussufer als auch an der Synagoge vorbei, wo an jenem Vormittag der Sabbat-Gottesdienst stattfand. Das Mädchen wurde auf dem langen Hin- und Rückweg mehrfach gesehen, sie kehrte jedoch nicht nach Hause zurück. Die Mutter erstattete Abgängigkeitsanzeige, der jüdische Tempeldiener Joseph Scharf versuchte sie zu trösten, und das machte ihn schon verdächtig. Erste Gerüchte kamen auf und verbreiteten sich wie ein Lauffeuer: Die Juden, so hieß es, benötigten Christenblut zu gottesdienstlichen Zwecken und töteten Christenkinder, um mit deren Blut den Teig des ungesäuerten Osterbrotes zu bereiten. Dass dies im krassen Widerspruch zu den strengen jüdischen Speisegesetzen steht, wonach der Genuss von Blut strikt verboten ist, störte die Christen bei ihren Anschuldigungen überhaupt nicht. Mit Einschmeicheln durch Süßigkeiten und schrecklichen Drohungen wurden von einer voreingenommenen Untersuchungsbehörde den Söhnen des Joseph Scharf, dem 5-jährigen Samuel und dem 14-jährigen Moritz, Aussagen entlockt bzw. einfach vorgehalten, die zu einem Geständnis führten: »Mein Vater, der Synagogendiener Joseph Scharf, rief die Esther Solymosi von der Straße in unser Haus. Ein bei uns wohnender jüdischer Bettler führte sie in die Synagoge, streckte sie daselbst zu Boden und entkleidete sie bis auf das Hemd. Zwei Männer hielten die Esther fest, der Schächter Schwarz aber schnitt ihr mit einem Messer den Hals durch. Das Blut wurde aufgefangen und in einen Topf geschüttet. Ich sah durch das Schlüsselloch und konnte alles wahrnehmen...«

Der Untersuchungsrichter Bary und der Reichsratsabgeordnete Onodi waren selbst so sehr von der Tatsache eines jüdischen Blutrituals überzeugt, dass sie das, was Moritz dahergeredet hatte, für völlig glaubhaft hielten. Daher verhaftete Bary an den verschiedenen Orten des Bezirkes all jene jüdischen Bürger, die mit Scharf in Verbindung standen. Sie beteuerten ausnahmslos, nichts von den angeblichen Vorgängen zu wissen. Scharf weigerte sich zu glauben, dass Moritz wirklich jene Aussagen gemacht hätte. Auch alle anderen Verhafteten behaupteten, gleich nach dem Gottesdienst heimgegangen zu sein, zu einer Zeit also, da Esther Solymosi sich noch auf dem Wege befand und gesehen wurde. Ihre Familien legten Zeugnis für sie ab. Doch Bary beachtete diese Zeugnisse nicht.

Schon die ersten Meldungen aus Tisza-Eszlàr fielen angesichts des in Österreich-Ungarn weit verbreiteten Antisemitismus auf günstigen Boden. Die Zeitungen waren voller Berichte und Kommentare. Juden wurden misshandelt, jüdische Häuser geplündert, christliche Dienstboten verließen jüdische Häuser aus Angst, ermordet zu werden. Bary erhielt zahllose Zuschriften, die ihn in seiner Haltung bestärkten. Unbekannte übersandten ihm angebliche jüdische Rezepte über die »beste Art, ein Mahl mit dem Blute christlicher Jungfrauen zuzubereiten«. Bary heftete diese Rezepte zu den Untersuchungsakten, wo sie erhalten geblieben sind. Polizeitrupps durchwühlten das Gelände der Synagoge, die Keller in den Häusern aller Verhafteten wurden geöffnet, selbst Weinfässer auf der Suche nach dem Leichnam Esther Solymosis zerschlagen.

So weit war die Sache gediehen, als am 18. Juni 1882 ein Ereignis eintrat, das alles bisher Geschehene in den Schatten stellte: Flößer zogen einen Leichnam aus der Theiß, es war ein Mädchen. Bauernburschen erkannten Esther sofort und verbreiteten die Nachricht, ihr Hals sei unversehrt, also könne sie nicht von den Juden getötet worden sein.

Die Judenschaft im ganzen Lande atmete schon erleichtert auf und man schickte sich an, die ungewöhnlich hohe Ergreifprämie auszuzahlen, welche von Ungarns jüdischer Bevölkerung für denjenigen ausgesetzt worden war, der Esther lebend oder tot herbeischaffte. Ihre Freude war aber verfrüht. Bary ließ Esthers Leichnam, um ja nicht von ihrer Bekleidung beeinflusst zu sein, unbekleidet zur Agnoszierung ausstellen. Zu jenen streng sittsamen Zeiten hätten fremde Leute ein junges Mädchen nackt kaum zu identifizieren vermocht, auch hatte sie zu starker Ekel gepackt, als dass sie an der stark verwesten Leiche noch hätten Erkennungszeichen entdecken können. Esther wurde schließlich von dem Apotheker des Ortes und von ihrer Freundin eindeutig erkannt. Letztere schrie entsetzt auf und bekreuzigte sich, als sie auf Esthers rechter großen Zehe die von einem Kuhtritt herrührende Narbe wiederentdeckte. Bary verabsäumte aber, diese zuverlässigen Wahrnehmungen im Protokoll aufzunehmen. Hätte er der Gerichtsbehörde und der Verteidigung diese eindeutigen Wahrheitsbeweise nicht vorenthalten, so hätte das ganze Verfahren unter Umständen alsbald eingestellt werden können. Stattdessen war er bestrebt, den Beweis zu erbringen, dass die Leiche keineswegs diejenige Esthers, sondern die irgendeines fremden Individuums sei. Und es hatte sich für diesen Plan auch gleich ein teuflischer Anlass geboten.

Frau Solymosi hatte zwar ihre Tochter nicht identifiziert (Onodys Schwester hatte sie davon abgehalten!), dafür aber daheim aufbewahrte Stoffreste aus ihrer Bekleidung herbeigeschafft. Deswegen schien es Bary einleuchtend zu sein, dass die Juden eine fremde Leiche in Esthers Kleider gesteckt hatten, welche dann von den Flößern herbeigeschmuggelt worden sei. Derart raffiniert ausgeklügelt, wurde den Juden nunmehr zusätzlich das Delikt des Leichenschmuggels in die Schuhe geschoben. Die nichts ahnenden Flößer wurden schleunigst verhaftet.

Am 19. Juni sandte Bary die gerichtsmedizinisch völlig unerfahrenen Wundärzte Dr. Trajtler und Dr. Kiss sowie den Kandidaten der Medizin Horvath an die Fundstelle. Sie erhielten den Auftrag festzustellen, ob die Tote überhaupt ein Mädchen von vierzehn Jahren sei und ob sie seit dem Tage von Esthers Verschwinden, also seit dem 1. April, im Wasser gelegen haben könnte.

Trajtler und Kiss waren Landpraktiker, die einige wenige Male in ihrem Leben eine Autopsie durchgeführt hatten. Und Horvath hatte noch nicht einmal seine Ausbildung beendet. Am 20. Juni legten sie jedoch dem Untersuchungsrichter ein Protokoll vor. Es enthielt in der Hauptsache folgende Feststellungen:

1. Bei der Toten handle es sich mit Bestimmtheit »um ein Individuum, welches wenigstens das achtzehnte, wahrscheinlich aber das zwanzigste Lebensjahr erreicht hat«. Dies sei durch die »allgemeine Entwicklung des Körpers« bewiesen, »durch den Zustand der Zähne und die Tatsache, dass die Stirnnaht des Stirnbeines verwachsen sei«.

2. Die Geschlechtsteile der Toten seien so sehr erweitert, dass sie sich sehr häufig mit Männern abgegeben haben müsse.

3. Die »Gefundene« könne höchstens zehn Tage tot sein. Ihre Haut sei weiß und zeige keine Spur von Fäulnis. Die Eingeweide seien gut erhalten.

4. Das Herz und die Venen der Toten seien völlig blutleer. Sie sei an einem Blutverlust gestorben.

5. Die gesamte Haut sei sehr zart, insbesondere die Haut der Hände und der Füße. Die Nägel seien sehr gepflegt. Die Tote sei niemals barfuß gegangen, vielmehr seien ihre Füße stets mit Schuhen bekleidet gewesen, und sie habe zweifellos einem Stande angehört, der keinerlei schwere Arbeit verrichtete.

Keine einzige dieser Feststellungen traf auf Esther Solymosi zu. Sie war 14 Jahre alt gewesen, hatte an keiner Blutarmut gelitten, noch keinen Umgang mit Männern gehabt, eine wettergebräunte Haut und arbeitsgewohnte Hände besessen und war immer barfuß gegangen. Außerdem war sie nicht seit zehn Tagen, sondern seit mehr als zweieinhalb Monaten verschwunden gewesen.

Bary sah sich in seinem Tun bestätigt. Die dilettierenden Landärzte aber hatten schwer wiegende Fehler in ihrer Beurteilung gemacht. Es war ihnen nämlich nicht geläufig, dass bei abgeschwemmter Oberhaut die darunter befindliche Lederhaut frei liegt und Blut heraussickert, das weggespült wird. Auf diese Weise entsteht eine »Blutarmut« und vor allem erhält die ausgeschwemmte Haut ein frisches, rosiges Aussehen. Die Ärzte hielten die feine zarte Haut der Hände, Füße und Fußsohlen wie auch die gepflegt anmutenden Fingernägel, die nichts anderes darstellten als das freigelegte Nagelbett, nachdem die Nägel selbst, einem Handschuh gleich, abgestreift worden waren, offensichtlich für die Eigenschaften einer Dame gehobenen Kreises und schlossen Esthers Identität aus. Zu guter Letzt war ihnen ebenso wenig bekannt, dass die Scheide durch Schrumpfung und Erschlaffung des Gewebes im kalten Wasser weit werden kann, weshalb sie Esthers Leiche als diejenige einer Frau mit reichlich sexueller Erfahrung einschätzten.

Die fachlichen Mängel der Mediziner schufen aber noch weitere folgenschwere Unklarheiten. Da die Leiche ihrer Kopf- und Genitalbehaarung beraubt war, nahm man an, es handle sich wohl nicht um Esther, dafür aber um eine verheiratete jüdische Frau. Für diese Annahme gab die ostjüdisch-orthodoxe Sitte Anlass, nach welcher die verheiratete Frau sich nicht mehr barköpfig zeigen darf. Ihr Kopf wird nach der Hochzeit kahl geschoren, dafür trägt sie von nun an recht gefällig frisierte Perücken. Die Ärzte nahmen keine Unterscheidung dahingehend vor, ob die Genitalbehaarung abrasiert oder abgeschwemmt worden war oder ob sie wegen der noch nicht eingetretenen Geschlechtsreife überhaupt gefehlt hatte.

Trotz all dieser Ungereimtheiten kam es gegen ein Dutzend Juden zur Gerichtsverhandlung wegen Mordes, Beihilfe zum Mord und Unterschiebung einer Leiche. Es wurde ein Sensationsprozess. Der Verteidiger Karl Eötvös, einer der angesehensten Rechtsanwälte Ungarns, legte ein Gutachten des Wiener Universitätsprofessors für Gerichtliche Medizin, Eduard Hofmann vor, in welchem Punkt für Punkt und wissenschaftlich untermauert alle falschen Behauptungen widerlegt wurden. Das Lebensalter der Toten wurde exakt bestimmt, die Befunde an der Haut und den Geschlechtsorganen erklärt, die Liegezeit im Wasser errechnet und die Blutarmut durch das Auswaschen im strömenden Wasser erkannt. Eine Schnittwunde am Hals fehlte. Der Gerichtssaal war zum Schauplatz eines Kampfes zwischen Vernunft und Hass, zwischen kühlem Urteil und eifernder Blindheit geworden. Die Untersuchungsmethoden Barys waren bloßgestellt. Es war nicht mehr zweifelhaft, dass Moritz Scharf durch erpresserische Drohungen zur Lüge verführt worden war. Weder die Voreingenommenheit des Gerichts noch der Lärm wütender Zuschauer, noch die haltlosen Angriffe des Abgeordneten Onody verhinderten, dass das Gespinst aus Gerüchten, Lügen und Erpressungen zerriss. So bildete Hofmanns Gutachten mit seinen schwer wiegenden Argumenten in Karl Eötvös' siebenstündiger Verteidigungsrede den Schlusspunkt der Beweisführung. Am 3. August 1883 sprach das Gericht sämtliche Angeklagten frei.

Bedeutungsvoll blieb die Tatsache, dass die Ereignisse von Tisza-Eszlàr eines bestätigten: die Notwendigkeit der speziellen Ausbildung jedes Arztes, der über gerichtsmedizinische Dinge urteilen sollte.

Ob der Tod von Esther Solymosi ein Unfall oder ein Selbstmord war, blieb ungeklärt. Esther kam als Halbwaise zur Welt und hatte sich schon mit 11 Jahren als Dienstmädchen verdingen müssen. In der Hektik des Osterputzes aß man den ganzen Tag nicht, überdies hatte die Dienstgeberin Esther aus nichtigen Gründen verprügelt. Wie es üblich war, ging man im Dorfe vom 1. April an barfuß, Esther könnte für ihre wehen und staubigen Füße in der Theiß Linderung gesucht haben und dabei hineingestürzt oder hineingesprungen sein.

Wer war Prof. Dr. Eduard von Hofmann?
Als Sohn eines praktischen Arztes 1837 in Prag geboren, studierte er dort Medizin und trat nach der Promotion in das Institut für gerichtliche Medizin ein. 1869 wurde der junge Gelehrte an die Universität Innsbruck berufen, danach war er von 1875 bis 1897 Ordinarius seines Faches in Wien. Er löste dort die gerichtliche Leichenbeschau und die Obduktionen aus der Hand der Pathologen und begründete das wissenschaftliche Fach Gerichtsmedizin. Unter seiner Leitung wurde das Wiener Institut das bedeutendste der Welt, er selbst schrieb ein Lehrbuch, das viele Jahrzehnte lang aktuell blieb. Der Öffentlichkeit bekannt wurde Hofmann durch die Untersuchung und Identifizierung der 1881 beim Ringtheaterbrand ums Leben gekommenen Personen. Das zweite Ereignis, bei dem Hofmann die Befunde erstellte, war der Tod des Kronprinzen Rudolf in Mayerling (1889). Es wurde eindeutig Selbstmord nachgewiesen, sämtliche später kursierenden Spekulationen und Gerüchte sind falsch. 1888 wurde Eduard v. Hofmann in den Ritterstand erhoben. Nach längerem Herzleiden starb er erst 60-jährig.

Zwei SS-Verbrecher

Nach zwei der widerlichsten und erbärmlichsten Figuren des Terror-Regimes der Nazis wurde jahrelang gesucht, da die Vermutung bestand, sie wären nach dem Ende des Zweiten Weltkrieges entkommen. Aber nur für einen der beiden traf dies zu.

Martin Bormann (1900–1945)
Der Reichsleiter der NSDAP, Leiter der Parteikanzlei, Sekretär seines Führers und SS-Obergruppenführer, war mitverantwort-

lich für millionenfachen Mord. Am 1. Mai 1945, dem Tag nach Hitlers Selbstmord, versuchte er mit einer Gruppe anderer einen Ausbruch aus dem Bunker der Reichskanzlei in Berlin. Nach der Explosion eines Panzers, der als Deckung diente, wurde die Gruppe zerstreut, Bormann und den SS-Arzt Dr. Stumpfegger sah man nie wieder.

Die Suche begann nach Kriegsende und die Gerüchteküche brodelte: Er sei in Italien, Spanien, Polen, der Sowjetunion und Südamerika gesehen worden; als Mönch, als Besitzer einer Ranch oder doch als russischer Agent?

Im Juli 1965 wurde in Berlin in der Gegend des Lehrter Bahnhofs nach Bormanns Überresten gegraben, an der Stelle, wo der Panzer explodiert war. Die Suche blieb jedoch ohne Erfolg. 1972 erfolgten etwa 15 Meter von der alten Grabung entfernt Schachtarbeiten für elektrische Leitungen. Die Bauarbeiter stießen zunächst auf einen Schädel, und schließlich förderte die systematische Suche zwei Skelette zutage. In beiden Mundhöhlen befanden sich Glassplitter als Reste von Giftphiolen. Das eine Skelett entsprach einer Körpergröße von 190–194 Zentimeter und wies eine alte Fraktur des linken Unterarmes auf: Das passte zu Dr. Stumpfegger. Das andere Skelett war etwa 168–171 Zentimeter groß und zeigte einen Schlüsselbeinbruch. Das passte zu Bormann. Doch dies war noch kein Beweis, und die abstrusen Geschichten über den geflüchteten Bormann nahmen sogar weiter zu. Da kein Zahnröntgen erhalten war, blieb die Identifikation unvollständig und unsicher. Bormanns Nachkommen wollten eine endgültige Klärung erreichen und ersuchten um eine genetische Untersuchung. In einem schwierigen Verfahren gelang es, aus den Knochen geeignetes DNA-Material zu gewinnen. Der Vergleich des genetischen Fingerabdruckes brachte schließlich ein exaktes Ergebnis – die Skelettteile waren die Reste des Martin Bormann.

Die Identifizierung der Skelette erregte Aufsehen, die Bilder dazu wurden weltweit in der Presse veröffentlicht. Ob mit Absicht oder durch Zufall, es passierte etwas Merkwürdiges: Bei den Bergungsarbeiten wurde der Schädel von Dr. Stumpfegger am linken Stirn-Scheitelbein stark beschädigt. Aber das Bild dieses Schädels wurde in fast allen Zeitungsartikeln als der Kopf Martin Bormanns bezeichnet. Nur eine redaktionelle Verwechslung?

Josef Mengele (1911–1979)

Der SS-Arzt Dr. Josef Mengele vollführte im KZ Auschwitz unvorstellbar grausame Versuche an den Häftlingen. Die Qualen seiner Opfer lassen sich gar nicht beschreiben. Nach dem Krieg gelang ihm die Flucht über Italien nach Südamerika, wo er bei Gesinnungsfreunden Unterschlupf fand. Durch unwahrscheinliches Glück entkam er immer wieder den Fahndern. Erst 1985 wurde in der Nähe von Sao Paulo ein Grab geöffnet, wo seit 1979 ein Mann unter dem Namen Wolfgang Gerhard begraben lag, der beim Baden im Atlantik ertrunken war. Viele Hinweise deuteten auf Josef Mengele. Das Skelett war gut erhalten, die besten Anthropologen und Gerichtsmediziner aus Brasilien, den USA und Deutschland machten sich ans Werk. Alle Skelettmerkmale stimmten mit den Daten von Mengele überein, eine Weichteilrekonstruktion des Gesichtes und eine fotografische Superprojektion von Skelettschädel und Porträtfoto ergaben gleichfalls Übereinstimmung. Jedoch waren dies alles nur Indizien mit lediglich an Sicherheit grenzender Wahrscheinlichkeit. Lange Zeit verweigerten Mengeles Frau und sein Sohn Rolf, die in Deutschland lebten und immer über den Verbleib des Nazi-Verbrechers wussten, eine genetische Vergleichsuntersuchung. Das aufgebaute Netzwerk der Täuschungen und Vertuschungen sollte geheimnisvoll bleiben. Erst 1992 gaben Rolf Mengele und seine Mutter nach und ließen einen DNA-Test zu: Die Identität des Dr. Josef Mengele konnte damit endgültig bewiesen werden.

Ringtheater und Kitzsteinhorn

Donnerstag, 8. Dezember 1881
Kurz vor Beginn der Vorstellung brach im Wiener Ringtheater ein Brand aus. Ein Augenzeuge berichtete später: »Ich saß fünf Minuten vor sieben Uhr mit meiner Tochter im Parquet, welches erst mäßig gefüllt war. Plötzlich verbreitete sich eine geradezu unerträgliche Hitze, der Hauptvorhang bauschte sich, wie vom Winde getrieben, gegen den Zuschauerraum aus, der Luftzug verschob die Courtine, und in demselben Augenblicke sahen wir auch schon die Bühne in Flammen stehen. Aufspringen und dem Ausgange zustreben, war das Werk desselben Momentes. Kaum hatten wir jedoch einige Schritte gemacht, als das Gaslicht erlosch und rabenfinstere Nacht uns umgab.« Gellende Angstschreie lösten eine Panik aus, die Menschen versuchten ins Freie zu gelangen. Dies schafften jedoch nur wenige, da die Türen vorschriftswidrig nach innen aufgingen. Die ersten Flüchtenden wurden von den Nachdrängenden gegen die Türfüllungen gepresst, andere niedergetrampelt. Schließlich waren alle Wege aus den oberen Stockwerken herunter verstopft. Von der Loggia des Theaters versuchten sich viele durch Sprünge in Sprungtücher und später auch durch Herabklettern auf inzwischen herbeigebrachten Feuerwehrleitern zu retten. Verhängnisvoll wirkte sich die Versicherung der Polizei aus, Menschenleben seien nicht zu beklagen. Man nahm ursprünglich an, dass das Theater schon leer sei. Es fielen die bekannten Worte: »Alles gerettet!« Erst nach einer Stunde drang man in das finstere Foyer des Theaters ein und fand eine Unzahl Toter und Verletzter. Die Bilanz: 437 Tote.

Über die Ursache des Brandes gab es verschiedene Versionen, am häufigsten wurde berichtet, dass ein Vorhang mit Fransen infolge eines Luftzuges mit der Beleuchtung in Berührung gekommen war und dadurch Feuer gefangen hatte.

Zunächst wurden 144 Leichen in den Hof der nur wenige Häuser entfernten k. u. k. Polizei-Direktion getragen und später in das Allgemeine Krankenhaus transportiert. Es ist ja gar nicht so einfach, eine derart große Zahl von Leichen unterzubringen. Kein gerichtsmedizinisches Institut, keine Pathologie hat auch heute die räumliche Kapazität dafür. Damals standen Holzsärge geschlichtet im letzten Hof des Allgemeinen Krankenhauses. Die Untersuchung der Leichen erfolgte unter der Leitung von Prof. Eduard Hofmann. Dabei wurde festgestellt, dass fast alle Opfer an Rauchgasvergiftung gestorben waren. Ein großes Problem stellte die Identifizierung der Toten dar. Man hatte keine Erfahrung mit solchen Massenkatastrophen, es standen noch keine serologischen, genetischen und röntgenologischen Methoden zur Verfügung – das alles wurde erst viel später entdeckt. Im Vordergrund stand die Identifizierung auf Grund des Gebisses sowie fotografischer Aufnahmen, der Gesichter nicht durch das Feuer zerstört worden waren.

Am Tag nach der Katastrophe des Ringtheaterbrandes gründeten der Arzt Dr. Jaromir von Mundy, der Vizepräsident des Straflandesgerichtes Eduard Graf Lamezan und der Philanthrop Hans Graf Wilczek die »Wiener freiwillige Rettungsgesellschaft«.

Samstag, 11. November 2000
Im Stollen der Zugseilbahn von Kaprun auf das Kitzsteinhorn bricht am frühen Vormittag ein Brand aus. Es kommt zu einem Feuersturm mit enormer Rauchentwicklung und einer Hitze von geschätzt mehr als 1000° C. Damit wurde der Seilbahnwagen in ein Krematorium verwandelt. 155 Menschen kamen ums Leben, nur 12 Personen konnten sich aus dem Wagon retten.

Die Bergung der Opfer gestaltete sich äußerst schwierig, denn die weitgehend verkohlten Körper lagen in, neben und unter der Zugsgarnitur, mussten voneinander getrennt werden und zeigten infolge der Hitzeeinwirkung oft groteske Verrenkungen. Die Gerichtsmedizin nennt diese Körperhaltung »Fechterstellung«. Dabei kommt es infolge Hitzegerinnung von Muskeleiweiß zu Beugungen und Streckungen in den Gelenken der Extremitäten. Wenn man eine Leichenverbrennung beobachtet, muss man darauf gefasst sein, dass sich der Körper plötzlich wieder bewegt, manchmal sogar aufsetzt. Bei großer Hitze können Gliedmaßen abgetrennt werden, der Dampfdruck sprengt den Schädel wie einen überhitzten Kochtopf und zerreißt auch die Brust- und Bauchhöhle. Da die Bergung der Leichen im Fernsehen ausgestrahlt wurde, sahen aufmerksame Zuseher die militärischen Leichensäcke und den Abdruck des sperrigen Inhaltes.

Damit sind die klassischen Möglichkeiten einer Identifizierung nicht mehr anwendbar. Es kann versucht werden, durch Analyse des genetischen DNA-Musters von Gewebeproben und durch Vergleich mit organischen Resten auf Zahnbürsten, Haarkämmen u. dgl. zu einer Personenbestimmung zu gelangen.

Vor allem muss den Hinterbliebenen dringend davon abgeraten werden, die Reste der Körper noch einmal anzusehen. Selbst für abgehärtete Gerichtsmediziner ist dieser Anblick schwer zu ertragen.

Die Gerichtsmedizin am Werk

Von den Praterauen ...

Ohne Zweifel war Albin Haberda (1868–1933) der bedeutendste Gerichtsmediziner Österreichs in der ersten Hälfte des 20. Jahrhunderts. Er leitete von 1916 bis 1933 als Vorstand das Institut für Gerichtliche Medizin in Wien. Über ihn wird auch die berühmteste Anekdote der Gerichtsmedizin erzählt. Die Gerichtsärzte müssen bei unklaren, gewaltsamen Todesfällen am Fundort der Leiche eine erste Inspektion durchführen. Selbstverständlich zu jeder Tages- und Nachtzeit. Und so wurde Haberda eines Nachts geweckt und in den Wiener Prater, das bekannte Vergnügungsviertel, geholt. Hier standen einige Polizisten, Gasthausbesucher und Nachtschwärmer um eine auf dem Boden liegende Leiche. Haberda blieb im Abstand von etlichen Metern stehen, blickte zu dem Toten, schnupperte mit der Nase und knurrte böse: »Was soll das? Sehen Sie das nicht selbst! Hier liegt ein Mann in einer Blutlache und ich rieche bis hierher den Alkohol! Also, das ist ein Säufer mit einer Leberzirrhose und wie es sich gehört einer Blutung aus der Speiseröhre. Lasst mich gefälligst in Ruhe und belästigt mich ja nie wieder wegen eines so klaren Falles!« Dreht sich um und geht. Der mutigste unter den Polizisten ruft ihm noch rechtzeitig nach: »Herr Professor, bitte bleiben Sie da! Drehen Sie die Leiche um, im Rücken steckt ein Messer!« Haberda hat lange Zeit nicht mehr geknurrt.

... bis Zentralafrika

Am Beginn der zweiten Hälfte des 20. Jahrhunderts war Leopold Breitenecker die dominierende Persönlichkeit in der österreichischen Gerichtsmedizin. Er hat eine ungewöhnliche Laufbahn durchschritten. Am Beginn war er der jüngste und letzte Schüler Haberdas, 1938 habilitierte er sich mit einer gründlichen Untersuchung über die Kohlenmonoxidvergiftung. Im Jahre 1946 wurde Breitenecker wegen seiner dem Nationalsozialismus nahestehenden politischen Einstellung seines Postens enthoben. 11 Jahre später hat ihn die österreichische Bundesregierung mit der Leitung des allgemeinen Gesundheitswesens betraut. Breitenecker ist mit dem Titel Sektionschef einer der höchsten Beamten Österreichs geworden. 1959 wurde er schließlich zum Vorstand des Instituts für Gerichtliche Medizin in Wien ernannt, obwohl dies einen Abstieg in der hierarchischen Beamtenordnung bedeutete. Breitenecker war auf Studenten wie auch Mitarbeiter von prägendem Einfluss, nicht zu Unrecht wurde er von uns Jungen als »big old Leopold« bezeichnet. Aufsehen erregende Expertisen im In- und Ausland machten ihn zu einem gesuchten Gutachter und Sachverständigen. So konnte er 1962 den Tod von drei Delegierten des Internationalen Roten Kreuzes klären, die während des Bürgerkrieges in Zentralafrika am Flughafen von Elisabethville (heute in Zaire) erschossen wurden. Durch spektralanalytische Untersuchung der Munition konnte festgestellt werden, dass äthiopische UNO-Soldaten die tödlichen Schüsse abgegeben hatten. Dies war ein sehr peinliches Ergebnis für den Auftraggeber UNO, begründete aber den weltweiten Ruhm des österreichischen Gelehrten Leopold Breitenecker.

Sogar Winnetou hat seziert

Für die Liebhaber der fantastischen Abenteuererzählungen von Karl May gab es im Winter 1894/95 eine literarische Sensation – Winnetou in Afrika! Das spielte sich in dem Reiseroman »Krüger Bei« ab, welcher als Fortsetzungsgeschichte in der Wochenzeitschrift »Deutscher Hausschatz in Wort und Bild« erschien. Es war einer der typischen Kolportageromane von Karl May, worin längere Zeit die Bösen scheinbar die Oberhand gewinnen und dabei viel Schlimmes anstellen, letztlich jedoch überführt und besiegt werden.

In einer Episode geht es um die Identifikation eines Toten und die Rekonstruktion eines Tatherganges, und diese gerichtsmedizinische Aufgabe übernimmt Winnetou. Ort der Handlung ist Nordafrika, die Umgebung von Tunis. Der Text ist hier in der Originalfassung wiedergegeben, nicht in der Jugend- und Volksausgabe. Allerdings habe ich aus Gründen der flotteren Lesbarkeit etwas gekürzt:

> »Wie hieß der Mann?« »Seinen eigentlichen Namen kenne ich nicht.« »Aber ihr müsst ihn doch bei irgend einem Namen genannt haben!« »Das haben wir. Wie Du weißt, besitzen wir die Gewohnheit, fremde Leute, welche wir nicht kennen oder deren Namen wir schwer auszusprechen vermögen, nach irgend einer Eigenschaft, durch welche sie sich vor anderen auszeichnen, zu benennen. Wir haben diesem jungen Fremdling auch einen solchen Namen gegeben, Abu tnasch Sabi [Anmerkung: Soll heißen: Vater der zwölf Zehen].« »Aus welchem Grunde?

Hatte er etwa zwölf Zehen an seinen Füßen, was ja bei manchen Menschen vorgekommen ist?«

Dieser Mann wird im Laufe der weiteren Handlung tot aufgefunden, mit einer Schusswunde in der Brust. Der Hauptmann der tunesischen Soldaten, ein Böser, behauptet, er hätte Selbstmord begangen. Der Ich-Erzähler Kara Ben Nemsi setzt seine Erzählung, nachdem der Leichnam wieder ausgegraben wurde, fort:

Ich hatte schon manchen Toten gesehen; dieser aber machte einen ganz besondern Eindruck auf mich, und nicht etwa allein infolge der Umstände, die ihm das Leben gekostet hatten, sondern auch wegen des Ausdruckes, den sein Gesicht zeigte. Es lächelte so friedlich und ich möchte sagen, als ob er schlafe. In seinen Kleidern und Taschen fand ich nicht den geringsten Gegenstand. Aber bei der Untersuchung derselben fiel mir auf, dass seine linke Hand verbunden war. »Was ist das?« fragte ich den Scheik. »Weißt du vielleicht, weshalb er den Verband angelegt hat?« »Natürlich weiß ich es. Er ist verwundet worden von einer Kugel.« »Ah? Das muss ich sehen.« Ich wickelte die Binde, welche aus dem Stück eines Kopftuches bestand, ab und überzeugte mich, dass allerdings die Spitze des Daumens fehlte. Da trat Winnetou näher, besah sich die Wunde und fragte: »Mein Bruder mag nun das Herz entblößen!« Ich tat es. Ja, gerade da, wo das Herz lag, war die Revolverkugel eingedrungen; sie hatte schnelle und auch saubere Arbeit gemacht, denn die Wunde und ihre Umgebung war so rein, als ob sie abgewaschen worden wäre. Auch an der Kleidung war kein Blutflecken zu sehen. Winnetou legte den Finger auf die Stelle, wo die Kugel eingedrungen war, drückte einige Male darauf und meinte dann: »Wird mir mein Bruder Scharlieh erlauben, die Kugel und ihren Weg zu suchen?« »Natürlich! Komm her!« Ich machte ihm an der Leiche Platz; er zog sein Messer und begann die traurige Arbeit, vor welcher ich mich zwar gescheut, die ich aber doch auch vorgenommen hätte. Nämlich ich wusste, was er dachte; ich hatte denselben Gedanken wie er. Es sollte Selbstmord vorliegen; dieser hätte nur mit der Rechten vorgenommen werden können, da es dem jetzt Toten unmöglich gewesen wäre, mit der verletzten und verbundenen linken Hand zu schießen. Es kam also darauf an, welcher Richtung die Kugel im Körper gefolgt war, woraus sich dann schließen ließ, ob ein Schuss mit der rechten Hand als Tatsache angenommen werden könne. Winnetou war ein erfahrener und außerordentlich geschickter Chirurg. Er operierte mit seinem langen, starken und scheinbar ungefügen Bowiemesser so zart, so vorsichtig und sorgfältig, wie ein studierter Arzt es mit den feinsten Instrumenten nicht besser hätte machen können. Das ging freilich langsam; erst nach einer halben Stunde kannten wir den Weg, den die Kugel eingeschlagen hatte; sie saß hinten an der letzten linken wahren Rippe. Der etwas abwärts gehende Schuss konnte also unmöglich mit der rechten Hand abgegeben worden sein. Der Apache richtete sich auf, hielt uns seine Hand mit der Kugel entgegen und sagte nur das eine Wort: »Mord!« »Well!« stimmte Emert bei. »Hier liegt kein Selbstmord vor. Eine solche Richtung nimmt die Kugel nur, wenn mit der linken Hand geschossen wird, und mit dieser hat er unmöglich schießen können.« »Also ist Melton der Mörder!« fügte ich hinzu.* »Das habe ich sogleich gedacht, und ihr seid wohl alle derselben Meinung gewesen. Es ist eine traurige Arbeit, der wir uns hier zu unterziehen haben. Es schaudert mich; aber wir dürfen uns ihr nicht entziehen. Es muss unbedingt festgestellt werden, wer der Tote ist. Ziehen

* Der tatsächliche Name des tunesischen Hauptmanns, im Roman der Oberschurke.

wir ihm die Schuhe aus; wir müssen die Zehen sehen!« Dies geschah. Ja, er hatte an jedem Fuße sechs, anstatt einer kleinen deren zwei, die beide ganz richtig ausgebildet waren, nur dass der zweiten der Nagel fehlte. Sonst fanden wir am ganzen Körper nichts, kein Mal, kein sonstiges Zeichen, welches zur Feststellung der Persönlichkeit hätte dienen können.

Zwei entscheidende gerichtsmedizinische Maßnahmen werden hier beschrieben. Zunächst die Identifikation einer Leiche. Dass dies wichtig ist, leuchtet ein; charakteristische Körpermerkmale sind dazu besonders geeignet. Überzählige Finger oder Zehen sind äußerst häufige Fehlbildungen, können aber heutzutage meist leicht chirurgisch schon beim Kleinkind korrigiert werden. Die Rekonstruktion eines Schusskanals erfolgt durch Präparation der Organschichten von der Hauteinschussstelle bis zum Ausschuss bzw. dem stecken gebliebenen Projektil. In der Regel wird das Ergebnis in eine Körperzeichnung eingetragen, wonach man abschätzen kann, ob der Schuss vom Getroffenen selbst und wenn ja in welcher Position und mit welcher Hand abgegeben wurde. Bei Schussverletzungen durch fremde Hand ist es am einfachsten, die Schusskanäle an einer menschengroßen Puppe aus geflochtenem Material mittels durchgesteckter Holzstäbe zu demonstrieren. So kann der Gerichtsmediziner etwa im Zuge einer Verhandlung die Geschworenen eindeutig informieren und stark beeindrucken.

Knochenexperten am Werk oder das österreichische Schicksal von Skeletten

Die im Folgenden erzählten Ereignisse sind nicht von Thomas Bernhard erfunden, sondern Realsatire aus Österreich. Manche Sachen lassen sich eben nicht erfinden!

Zwei Wochen im Februar

Ende Januar 1996 stießen Bauarbeiter bei Aushubarbeiten für ein Wasserkraftwerk in Oberösterreich bei Lambach an der Traun auf menschliche Skelette. Das kommt an Baustellen nicht so selten vor, aber an jener Stelle war es etwas anderes. Es gab dort im Jahre 1945 einmal eine Durchmarschroute, auf der KZ-Häftlinge von den Naziverbrechern nach Westen getrieben wurden. Viele dieser geschundenen Menschen sind dabei gestorben oder wurden einfach erschossen und an Ort und Stelle verscharrt. Zum anderen errichteten wenige Monate später amerikanische Besatzungssoldaten dort ein Kriegsgefangenenlager, speziell auch für SS-Angehörige. Damit wurde der Skelettfund brisant, denn bevor die Politiker weiter entschieden, was passieren sollte, musste geklärt werden, ob es sich um die sterblichen Reste von KZ-Häftlingen oder von SS-Männern und deutschen Soldaten handelte. Etwas anderes stand zunächst gar nicht zur Diskussion. Die Öffentlichkeit wurde durch Berichte in den Medien jeweils auf dem Laufenden gehalten. Was damals in den Zeitungen zu lesen war, ist wert, dass man sich daran erinnert und beschämt darüber nachdenkt.

Freitag, 2. Februar 1996, Kurier
Immer mehr Tote kommen bei der Kraftwerksbaustelle in Lambach ans Tageslicht. Als relativ gesichert scheint inzwischen, dass es sich bei den dort vergrabenen Leichen nicht um ehemalige KZ-Häftlinge oder Juden gehandelt haben soll, sondern um deutsche Wehrmachtsangehörige.

Wie viele Tote dort begraben sind, weiß man nicht.

Alle Opfer sind laut Littmann* zwischen 19 und 22 Jahre alt. Der gute Zustand der Zähne und die Kopfformen lassen darauf schließen, dass es sich nicht um Männer aus dem Osten Europas handelt. Auch KZ-Häftlinge kämen dafür nicht in Frage. Aufgrund der schlechten Ernährung im KZ wären bei ihnen Zahnmängel auffällig. Der oberösterreichische Landeshauptmann Pühringer meinte: Wenn jetzt klar sei, dass es sich nicht um Juden handelt, könnte man die Toten umbetten. Innenminister Einem hingegen will einen israelischen Experten (Shalom Fried) beiziehen, der bei der Agnoszierung der Opfer mitarbeiten soll. Das könne Monate dauern...

Es gab noch eine zweite Ebene der damaligen Ereignisse, denn Grün-Aktivisten hatten die Baustelle aus ökologischen Gründen besetzt. Als die Skelette gefunden wurden, meinte ein Besetzer: »Das ist das Beste, was uns passieren konnte.« Na gut, es ist nicht immer so, dass sich jemand über menschliche Knochen freut.

Samstag, 3. Februar 1996, Neue Kronen Zeitung
... Mit einem Knalleffekt geht der makabre Streit um die Herkunft der Kriegstoten im Lambacher Massengrab weiter: Es stellte sich heraus, dass Pühringer aufgrund rechtlicher Gegebenheiten für die Untersuchung der Kriegsgräber gar nicht verantwortlich war! Tatsächlich liegt die Verantwortung bei Natur-

---

* Ein Experte für Kriegsopferidentifizierung aus der BRD

schutzlandesrätin Barbara Prammer. Jener SP-Politikerin also, der der Landesvater das Naturschutzverfahren über den Kraftwerksbau mit einem demokratiepolitisch bedenklichen Kraftakt entzogen hat. Als neue Leiterin der Erhebungen setzte Prammer eine Experten-Kommission ein, um die Herkunft der Toten zu klären. Obwohl es Zeitzeugen gibt, die glauben, dass es sich bei den Kriegsopfern ausschließlich um deutsche Wehrmachtssoldaten oder SS-Mitglieder handle und behaupten, diese begraben zu haben, stellt sich die Frage, weshalb keine Uniformreste oder Erkennungsmarken entdeckt wurden. Üblicherweise begruben die Amerikaner verstorbene Soldaten mit den Identitäts-Zeichen. ...

Samstag, 3. Februar 1996, Kurier
... Der Gräberfund von Lambach wird jetzt von einer Expertenkommission untersucht und analysiert. Bei Bedarf werde man auch Gerichtsmediziner beiziehen – jene Fachleute, die in der Klärung der Herkunft unbekannter Toter wohl am kompetentesten sind ...

Sonntag, 4. Februar 1996, Neue Kronen Zeitung
... Nach dem unwürdigen Streit um die Gräber auf dem Lambacher Kraftwerksgelände regiert endlich die Vernunft. Bereits am Montag beginnt die Expertengruppe mit der wissenschaftlichen Untersuchung der Fundstelle. SP-Landesrätin Prammer leitet die Ermittlungen und betont, dass »kein Zeitdruck herrscht«. Sie bremst damit den Übereifer des schlecht beratenen Landeshauptmannes. Der bekanntlich mit tatkräftiger Unterstützung des »Umbettungs-Experten« Horst Littmann bereits am Donnerstag behauptet hatte, dass die Toten eindeutig Soldaten seien. Wobei Littmanns Methoden – er will anhand der Schädelform zwischen Juden, Slawen und Wehrmachtsangehörigen unterscheiden können – von allen seriösen Wissenschaftern als »rassistisch und unhaltbar« bezeichnet wird. Pühringer jedenfalls

preschte nach Littmanns Schnellanalyse vor und sprach von einer Umbettung der Skelette. Davon kann zumindest vorläufig keine Rede sein....

Mittwoch, 7. Februar 1996, Kurier
...»Wir müssen jetzt trachten, die Skelette so unbeschadet wie möglich freizulegen«, erklärte der Linzer Archäologe Manfred Pertlwieser bei einem Lokalaugenschein an den Gräbern von Lambach. »Wir beginnen praktisch wieder von vorne.«

Geschockt zeigte sich der Archäologe über die bisherigen Arbeiten an der Fundstelle. »Es wäre normal, bei derartigen Entdeckungen von Beginn an mehrere Spezialisten zu Rate zu ziehen«, meinte er. Der Generaldirektor des Naturhistorischen Museums in Wien, Bernd Lötsch, brachte die Frage um die Herkunft der Toten im Gespräch mit dem Kurier auf den Punkt: »Jetzt hoffen Tausende Naturschützer insgeheim, dass es sich um bedauernswerte jüdische KZ-Opfer handelt. Denn in diesem Fall wäre diese Erde – wie bei Gräbern von Indianern – heilig. Es stimmt nachdenklich, dass das Judentum mit den Resten seiner Toten rücksichtsvoller und behutsamer umgeht als das Christentum mit den Resten seiner lebenden Schöpfung.«...

Donnerstag, 8. Februar 1996, Kurier
...Tote von Lambach sind 200 Jahre alt

Überraschende Wende: Wahrscheinlich sind es Opfer aus den Franzosenkriegen.

Es waren weder jüdische KZ-Opfer noch Kriegsgefangene – der politische »Totentanz« um die Opfer vom Kraftwerksgelände Lambach nimmt immer groteskere Formen an. Seit Mittwoch vermutet ein kompetenter Experte, dass es sich bei den Toten um Opfer aus den fast 200 Jahre zurückliegenden Franzosenkriegen handelt. Damit ist nun das Bundesdenkmalamt zuständig geworden und – auf Landesebene – Oberösterreichs LH

Pühringer, der Kulturreferent der Landesregierung ist. »Mit an Sicherheit grenzender Wahrscheinlichkeit stammen die in den Gräbern an der Traun gefundenen Knochen nicht aus diesem Jahrhundert«, erklärte der Sprecher der Expertenkommission, Manfred Pertlwieser, am Mittwoch. »Die Knochenfragmente haben nur ein Drittel ihres Sollgewichtes«, lautet die Begründung. Vergrabene Knochen sind einem mineralischen Abbau ausgesetzt. Seit 1945 wäre aber lediglich ein minimaler Gewichtsverlust denkbar. »Demnach können wir dieses Jahrhundert als Bestattungsära ausschließen«, erklärt Pertlwieser.

Welcher geschichtlichen Epoche die Toten zuzuordnen sind, sei noch nicht restlos geklärt. Eine reelle Möglichkeit könnten die Franzosenkriege sein, die um 1800 besonders heftig in Lambach getobt hatten. ...

Donnerstag, 8. Februar 1996, Wirtschaftswoche
...Was an Lambach viel mehr erschreckt als die Aussicht auf eine große Staumauer. Von Hans Besenböck

Deshalb erschreckt es so, wie viele Verantwortliche – Gott sei Dank nicht alle – auf die Entdeckung der Toten vom Lambach reagiert haben. Der nachdenklichen Reaktionen sind so wenige, dass es sich lohnt, sie aufzuzählen: Die Grünen haben ihre dringliche Anfrage zum Lambacher Kraftwerkskonflikt zurückgezogen, Oberrabbiner Paul Eisenberg hat zurückhaltend um die Wahrung der Totenruhe gebeten und .... und? Mehr war es nicht. Alles andere war der Versuch, mit Toten, die sich nicht mehr wehren können, politische Interessen zu befördern. Alles andere war schlicht jämmerlich.

Mit der ihm eigenen feinen Ironie – die von den gröber Denkenden nicht verstanden wird und ihm daher politisch ständig schadet – hat Innenminister Caspar Einem die Situation auf den Punkt gebracht: Es gehe, sagte er in der »Zeit im Bild 2«, es gehe offensichtlich nur darum, ob es sich bei den Toten von Lambach um »leicht verbringbare« (deutsche Kriegsgefangene) handelt oder um »schwer verbringbare« (jüdische KZ-Opfer). Um die Toten selber, um ihre Würde und ihr Recht auf eine wenigstens letzte Ruhe nach einem – wie immer es verlaufen sein mag – letztendlich tragischen Leben, um das alles ging es tatsächlich längst nicht mehr. Die österreichische Politik hatte sich der Sache bemächtigt – und das gehört offenbar nicht nur im Leben, sondern auch nach dem Tode so ziemlich zum Schlimmsten, das einem passieren kann. ...

Freitag, 9. Februar 1996, Kurier
... Die Toten von Lambach, nach neuesten Erkenntnissen Opfer der Franzosenkriege zwischen 1800 und 1809, werden vermutlich auch die Gerichtsmedizin befassen. Für die wissenschaftlich exakte Bestimmung der Liegezeit von Skeletten verwendet man die »Dünnschicht-Chromatografie«. Anhand von vergleichbaren Gebeinen (deren Alter schon bekannt ist) können Gerichtschemiker feststellen, ob es sich um Knochen handelt, die ebenso lang, länger oder kürzer in der Erde lagen...

Samstag, 10. Februar 1996, Neue Kronen Zeitung
... In Zusammenhang mit den Skelett-Funden, vermutlich Soldaten aus der Zeit Napoleons, meldete sich nun auch die französische Botschaft: Sollte sich die Vermutung bestätigen, so müssten die Gebeine umgebettet werden. Falls es sich aber um viele Tote handle, so würde die Grande Nation auf der Errichtung einer Gedenkstätte bestehen.

SP-Landesrätin Prammer macht sich wieder mit einer Historiker-Gruppe auf dem Baugelände auf die Suche nach Weltkriegs-Gräbern – schließlich weisen unzählige Zeitzeugen-Berichte auf deren Existenz hin. ...

Freitag, 16. Februar 1996, Kurier
...Wieder neue Toten-Theorie in Lambach: Es sind Flößer.

Zuerst waren es KZ-Opfer, dann Kriegsgefangene, schließlich Tote aus den fast 200 Jahre zurückliegenden Franzosenkriegen. Jetzt, wieder einige Tage später, glaubt Archäologe Manfred Pertlwieser das Rätsel um die Skelette am Traunufer von Lambach etwas besser gelüftet zu haben: Seiner Meinung nach handelt es sich bei den Toten »mit hoher Wahrscheinlichkeit« um Salzflößer. Aus welcher Zeit die Opfer stammen, darauf wollte Pertlwieser sich nicht festlegen. Es könnten jedoch Tote über einen längeren Zeitraum in einem Schiffer-Friedhof begraben worden sein. ...
Die meisten Schiffer waren Nichtschwimmer. Damit sollte verhindert werden, dass sie bei Gefahr die Boote verließen und mit dem »weißen Gold« ans Ufer schwammen. Immer wieder kamen daher Flößer und Schiffer bei der Arbeit ums Leben. Pertlwieser erklärte auch, warum die Ertrunkenen nicht in Ortsfriedhöfen beerdigt wurden. Die Toten seien meistens unbekannt gewesen. Man wusste nicht, ob sie katholisch waren. ...

Samstag, 17. Februar 1996, Kurier
... Lambach: Schiffleute glauben nicht an Flößerfriedhof-Theorie

Zu 80 Prozent ist der Linzer Archäologe Manfred Pertlwieser überzeugt, dass es sich bei den Toten an der Kraftwerksbaustelle Lambach um einen Flößerfriedhof handelt. Gegenteiliger Meinung sind »Experten« des Schiffleutevereins in Stadl-Paura. »Flößerfriedhof? Völlig unmöglich«, erklärt Johann Meggeneder, Obmann des Schiffleutemuseums. »Die Flößerei und die Salzschifffahrt auf der Traun waren ja sozusagen verstaatlicht. Der Kaiser erteilte das Recht zu diesem Beruf. Das war streng reglementiert«, erklärt Meggeneder, der sich seit Jahrzehnten mit Schifffahrt und Flößerei auf der Traun beschäftigt. Die Strecken waren genau eingeteilt. So fuhren die Gmundner nur bis Stadl-Paura. Dort übernahmen die Stadlinger die Ladung und brachten sie nach Linz. »Das konnte gar nicht anders gehen, die mussten ja wieder zu Fuß zurückgehen«, erklärt der Obmann. »Wenn es dabei zu einem Unglück gekommen und jemand angeschwemmt worden wäre, hätte man gewusst, wo die herkommen und sie zurückgebracht.« Schwere Kritik an der Politik im Zusammenhang mit den Skelettfunden in Lambach übte der Chef der Expertenkommission, Manfred Pertlwieser. Der Archäologe bezeichnet das Hickhack um die Gräberfunde als »politische Leichenfledderei und schamloses Possenspiel«. Seine Praxis habe gezeigt, dass niemand ein bleibendes Recht auf »seine letzte Ruhestätte« hätte. »Der Pharao in seiner für die vermeintliche Ewigkeit errichteten Grabpyramide wird zum Opfer der Wissenschaft. Der gläubige Christ wird von seinem geweihten Gottesacker deloghiert, sobald kein Nachkomme mehr die Miete bezahlt.« Pertlwieser betont, dass er sich nicht gegen Glaubensrichtungen stelle, sondern nur die Realität aufzeige. ...

Des Rätsels Lösung, März 1996
Historische, archäologische und anthropologische Indizien lieferten schließlich ein Ergebnis: Es wurden etwa 100 Skelette entdeckt, darunter Frauen und Kinder. Sie stammen mit an Sicherheit grenzender Wahrscheinlichkeit von einer Schlacht aus den Bauernkriegen, wo zwischen dem 12. und 16. Oktober 1626 ein paar tausend junge protestantische Bauern gegen die kaiserlich-katholischen Truppen kämpften und verloren.

Als das bekannt und akzeptiert wurde, flaute das Interesse an 370 Jahre alten christlich-protestantischen Skelettresten schlagartig ab. Je nach Gesinnung blieben nur die Feststellungen: »Keine SS-Männer, keine Juden, nicht einmal Militär unserer Generation – eigentlich schade! Mit 370 Jahre alten Skeletten fängt niemand etwas an.«

Und so wurde aus einer Komödie zunächst ein Skandal und aus einer Tragödie schlussendlich Geschichte.

Medizin ist keine Kunst, also gibt es keine Kunstfehler

Wissenschaft will wissen, Kunst kommt von Können

In den aktuellen Schriften der medizinischen und juristischen Fachgelehrten findet man immer den gleichen Satz: Der Begriff des ärztlichen Kunstfehlers hat sich zu einer Zeit entwickelt, in der die Tätigkeit des Arztes noch als »Heilkunst« aufgefasst wurde. Jetzt wird dieses Wort »Kunstfehler« zunehmend zurückgedrängt, weil die Medizin eher als Wissenschaft und nicht mehr als Kunst angesehen wird. Eigentlich ist das schade, denn Kunst kommt bekanntlich von Können und mir persönlich ist ein Arzt lieber, der etwas kann, als einer, der nur glaubt, etwas zu wissen. Aber gerade diese Übergangszone zwischen Können und Wissen hat den Gesetzgeber gestört, denn es ist sehr schwer, »Gesetze der Kunst«, d. h. Kunstregeln zu definieren. Daher nennt man es jetzt medizinische Wissenschaft oder Schulmedizin und misst daran eventuelle Fehler. Der rasante Fortschritt der Medizin bringt es jedoch mit sich, dass in bestimmten Bereichen noch gar keine festen, allgemein anerkannten Regeln vorhanden sind. Ja, es kann sogar vorkommen, dass eine neu entwickelte Behandlungsmethode, sobald sie einmal international anerkannt wird, bereits wieder veraltet ist. Solche Kapriolen schlägt manchmal die »Explosion der Erkenntnisse«, wenn medizinisches Neuland betreten wird. Dazu kommt noch das vielfache Auseinanderklaffen der unterschiedlichen Lehrmeinungen. Tatsache ist, der Begriff Kunstfehler wurde zunächst ersetzt durch »ärztlicher Behandlungsfehler« und neuerdings durch den Begriff »ärztliches Fehlverhalten«. Für die Interpretation und Anwendung der Gesetze sind noch weitere Begriffe entscheidend wichtig: Schaden (für den Patienten), Misserfolg (einer ärztlichen Maßnahme), Fahrlässigkeit (ohne Sorgfalt handeln).

Überhaupt kann sich ein ärztliches Fehlverhalten in verschiedenen Formen äußern:

- Diagnosefehler, d. h. die Krankheit wurde nicht richtig erkannt,
- Behandlungsfehler, z. B. falsche Medikamente, fehlerhafte Operation u. dgl.,
- Konsultationsfehler, d.h. der erforderliche Fachmann wurde nicht beigezogen,
- Verletzung der Aufsichtspflicht, z. B. der Tätigkeit der Schwestern und der Jungärzte,
- fehlerhafte Apparatüberwachung, d. h. Bedienungsfehler,
- mangelhafte Aufklärung, d. h. ungenügende Information über Risiko und Komplikationen.

> Für alle jene, die medizinische Sammelklagen einbringen wollen, sei festgestellt:
> Der Arzt haftet zivilrechtlich für ein von ihm zu vertretendes Fehlverhalten und hat Schadenersatz zu leisten. Der Arzt haftet strafrechtlich vor allem bei gefährlicher Fahrlässigkeit mit Verletzungs- oder Todesfolge, bei Missachtung des Patientenwillens sowie bei Verletzung von Berufsgeheimnissen.
> Der Arzt haftet auch für sein Personal.

Es ist daher keineswegs nur eine lockere Redensart, dass ein Mediziner stets mit einem Fuß im Kriminal steht. Manchmal genügt wirklich nur ein kleiner Schubs, und man stolpert mit dem zweiten Fuß auch hinein. Patienten wünschen sich bei jeder Art von Irrtum oder Fehler, dass man mit ihnen darüber spricht, und verzichten zum Teil dann auch auf juristische Schritte. Dem steht zweierlei entgegen. Erstens fällt es vielen Ärzten schwer, Fehler zuzugeben, und zweitens drängen manche Rechtsanwälte in das Geschäft. Heraus kommt dabei nur etwas, das niemand wünschen kann: Das Vertrauen in die Ärzte sinkt, die Beschäftigung der Patientenanwälte steigt. Die Berichterstattung in den Massenmedien trägt auch nicht gerade zu einer sachlichen Diskussion der Probleme bei.

> »Jede fünfte Diagnose fehlerhaft! Da haben es andere Berufsgruppen bedeutend leichter. Nehmen wir zum Beispiel die Meteorologen.«
> Herbert Hauser, Chefredakteur Ärztewoche

Am gefährlichsten im Hinblick auf eventuell eintretende Komplikationen sind natürlich operative Eingriffe. Eine erstaunliche Konsequenz daraus ergab 1995 eine Umfrage des Bundesamtes für Gesundheitswesen im Schweizer Kanton Tessin: Betrachtet man nicht-dringliche chirurgische Eingriffe, so lassen sich Patienten, die vom Fach sind (also Ärzte), oder Patienten, die allenfalls rechtliche Schritte unternehmen könnten (also Anwälte), deutlich seltener operieren als die Vergleichsgruppe »Gesamtbevölkerung«. Zitat der Schlussfolgerung: »Man könnte daraus schließen, dass Ärzte vorsichtiger sind, wenn es darum geht, einen speziellen Patienten wie etwa einen Anwalt zu operieren.«

Die 2. bis 18. Meinung

Der für Wien zuständige Patientenanwalt erklärte aufgrund seiner Erfahrung, dass Fehler in der medizinischen Labordiagnostik seltener sind als anderswo. Dazu kommt die Möglichkeit, solche Untersuchungen leicht wiederholen zu lassen oder bei zweifelhaften Diagnosen die Meinung eines zweiten Arztes einzuholen. Diese aus Amerika übernommene »second opinion« gibt dem Patienten Sicherheit und reduziert die Fehlerquote drastisch. Im oben zitierten Zeitungsartikel betonte auch ein Pathologe die Rolle der Kommunikation für die Qualitätssicherung: »In unserem Haus gibt es ein Mikroskop, mit dem bis zu 18 Ärzte gemeinsam eine Probe begutachten können. Diese gegenseitige Kontrolle ist ebenso wichtig wie die ständige Fortbildung des Personals.« Liest ein medizinischer Laie so etwas in der Tagespresse, könnte er sich fragen, ob die Diagnosen dann durch Abstimmung erstellt werden. Achtzehn begutachtende Ärzte sind schlecht, denn bei Meinungsverschiedenheiten könnte es neun zu neun ausgehen, und was dann? Eine ungerade Zahl wäre besser.

Viel ernster zu nehmen ist ein anderes Szenario, das man den Patientinnen nicht oft genug sagen kann. Es betrifft Frauen und die Krebsvorsorge durch zytologische Abstrichdiagnostik. Wird einer Frau durch ihren Gynäkologen ein verdächtiger oder positiver Befund mitgeteilt, so suchen diese oft einen anderen Frauenarzt auf, um eine zweite Meinung einzuholen. Durch den Erstabstrich ist aber die krankhaft veränderte Schleimhautschicht abgewischt worden, daher ist es kein Wunder, wenn die Zweituntersuchung ein negatives, für die Frau also günstiges Ergebnis bringt. Wenn sich die Patientin nun freut, der zweiten Untersuchung mehr glaubt als der ersten, so begeht sie einen fatalen Fehler. Sie meint gesund zu sein, ist es natürlich nicht, und es verstreicht wertvolle Zeit für eine Behandlung.

Dr. Zorro

In New York stand im Februar 2000 Dr. Allan Zarkin vor Gericht. Er hatte im Beth Israel Medical Center der 31-jährigen Liana Gedz nach einem Kaiserschnitt seine Initialen »AZ« in die Bauchhaut geritzt. »Ich habe so gute Arbeit geleistet, dass ich sie signieren musste« hat er seinen verdutzten Kollegen erklärt. Wegen schwerer Körperverletzung drohen ihm bis zu 25 Jahre Haft, der Verteidiger plädiert auf Geistesstörung. Die »gezeichnete« Patientin klagt in einem gesonderten Zivilrechtsverfahren auf rund 5,2 Mio. Euro Schadenersatz. Weitere Ermittlungen sollen klären, ob Dr. Zarkin auch andere Patientinnen entstellt hat. Die psychiatrische Untersuchung wird ebenfalls noch einige Zeit in Anspruch nehmen, das Verfahren kann lange dauern. Einen kennzeichnenden Spitznamen hat der Arzt schon erhalten, man nennt ihn Dr. Zorro.

Unleserlich

Viele Ärzte sind berüchtigt für ihre erbärmliche Handschrift. Kollegen und vor allem Apotheker mühen sich bei der Entzifferung. Der Kardiologe Dr. Ramachandra Kolluru hatte im Jahre 1999 ein Rezept für das herzstärkende Mittel »Isordil« ausgestellt. Der Apotheker hingegen las »Plendil« und gab dem Herzkranken dieses blutdrucksenkende Medikament. Einen Tag später war der 42-jährige Patient tot. Als erster Arzt wurde Dr. Kolluru wegen unleslicher Schrift von einem Gericht in Texas verurteilt. Er muss den Hinterbliebenen 224 000 US-Dollar zahlen.

Dass Kritzeleien in den USA erschreckend häufig zu Todesfällen führen, ist der amerikanischen Gesundheitsbehörde bekannt. Man schätzt, dass jährlich 7000 Menschen sterben, weil sie falsche Medikamente erhalten haben. Handgeschriebene Rezepte, die kaum zu entziffern sind, gelten als eine der häufigsten Fehlerquellen.

Dr. Paul Hackmeyer vom Cedars Sinai Hospital in Los Angeles wurde aktiv. Er gab die rätselhaftesten Rezepte seiner Kollegen in der hauseigenen Mitarbeiterzeitschrift in Faksimile wieder. Ein Sonntagsbrunch im »Four Seasons« war der Preis für den Ersten, der das Geschmiere deuten könne. Wochenlang blieb der Wettbewerb ohne Sieger. Neben Rezepten sind vor allem handschriftliche Operationspläne und Laboranweisungen verwirrend und gefährlich, dazu kommt die kaum mehr überschaubare Anzahl der verschiedensten Abkürzungen.

Der Blick in die Zukunft

Mindestens genauso schwierig und fehlerhaft wie die Todeszeitbestimmung an einer aufgefundenen Leiche ist das Abschätzen des Ablebens bei todkranken Menschen.

Jeder erfahrene Arzt weiß, wovor man sich besonders hüten muss. Niemals den Blick in die Zukunft wagen und eine konkrete Zeitspanne angeben, die ein Patient noch zu leben hat. »Mors certa, hora incerta«, der Tod ist gewiss, die Stunde ungewiss, haben schon die alten Lateiner gesagt. Daran sollte man sich auch heute noch halten.

Wie lange hat ein Todkranker noch zu leben? Einen Monat oder eher drei? Meist überschätzen die Ärzte die noch verbleibende Lebenszeit ihrer Patienten. Eine Medizinergruppe aus Chicago untersuchte die Treffsicherheit ärztlicher Prognosen zum Lebensende.* Die meisten Voraussagen waren zu optimistisch (63%), eine Minderheit war zu pessimistisch (17%).

* Kurier, 24. Februar 2000

Zwanzig Prozent der Lebenszeit-Prognosen erwiesen sich als korrekt. Die Irrtumswahrscheinlichkeit war umso größer, je besser der Arzt den Patienten kannte. Das darf nicht verwundern, denn gerade persönliche Nähe verstellt in der Medizin den Blick auf die Wirklichkeit. Eines soll man jedoch aus den Fehlern der Prognoseabschätzung lernen: Die Zeit für den Patienten, letzte Dinge zu regeln, ist knapper als vorhergesagt, der Zusammenbruch kann früher kommen. Dies überschattet auch alle Bemühungen der Sterbebegleitung, sei es privat, sei es im Hospiz. Andererseits tritt sehr oft ein, dass Totgesagte länger leben.

Auch eine Art von Qualitätskontrolle

England geht eigentümliche Wege, um unfähige Ärzte zu überführen. Es wurde im Jahre 2000 geplant, professionelle Schauspieler als falsche Patienten in Krankenhäuser und Ordinationen zu schicken, wo sie verschiedene Krankheitssymptome vortäuschen sollen. Jene Ärzte, die dann eine falsche Diagnose stellen, bekommen Schwierigkeiten. Bewertet wird auch, wie sich die Ärzte gegenüber den scheinbar Kranken verhalten. Na, das kann ja heiter werden, wenn ein Schauspieler Bauchschmerzen simuliert, der Arzt eine Blinddarmentzündung diagnostiziert und operieren will, und bevor es zur Aufklärung kommt, ist der »Patient« schon in Narkose. Was meldet dann der operierte Schauspieler? Hat er zu gut gespielt, ist er seinen Blinddarm losgeworden.

Aus all dem ergibt sich aber die erschütternde Erkenntnis, dass das Vertrauen in die Ärzte rapid abnimmt. Natürlich sind nicht die Patienten daran schuld. Wir Mediziner sollten uns ernsthaft fragen: Musste es so weit kommen? Obwohl das Bild von den Göttern in Weiß endgültig abgeschafft ist, sollten wir nicht vergessen, sondern daran erinnern, was der große österreichische Arzt Karl Fellinger (1904–2000) sagte:

> »Jeder zwanzigste Arzt greift daneben,
> aber jeder zweite heilt.«

Großbritannien hat im Jahre 2000 als erstes Land der Europäischen Union Zahlen veröffentlicht. Im Schnitt gibt es jährlich rund 850 000 schwere Behandlungsfehler der Ärzte. Die nationale britische Gesundheitsbehörde zahlt pro Jahr rund 665 Mio. Euro an die Opfer.

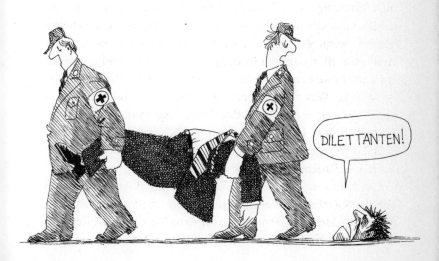

Das Versagen der Ärzte macht auch vor den Großen der Weltgeschichte nicht Halt

Wer schweigt, ist schuldig

Am 26. September 1973 wurde die große österreichische Schriftstellerin Ingeborg Bachmann in das Krankenhaus Sant Eugenio in Rom eingeliefert. Sie hatte Verbrennungen zweiten und dritten Grades, Brandblasen und Hautzerstörungen im Ausmaß von 36 % ihrer Körperoberfläche. Bei dieser Ausdehnung der Brandwunden bestand absolute Lebensgefahr. Ursache der Verbrennung war angeblich eine brennende Zigarette, die ihr Nylonnachthemd entzündet hatte; solche Kunstfaserstoffe stehen sofort flächenhaft in Flammen und kleben an der Haut.

Am Nachmittag des gleichen Tages spricht Ingeborg Bachmann noch durch die Besuchersprechanlage mit einer Bekannten, wenige Stunden später verliert sie das Bewusstsein. In den folgenden Tagen treten epilepsieartige Krampfanfälle auf, die Ärzte stehen vor der Frage, Epilepsie oder Entzugserscheinungen einer Suchtkrankheit. Freunde und Familie werden diesbezüglich befragt, ohne brauchbare Anhaltspunkte zu erhalten. Während die Heilung der Brandwunden einen normalen Verlauf nimmt, gelingt es nicht, die Krampfanfälle unter Kontrolle zu bringen. Die gesuchte Aufklärung kommt erst am 15. Oktober, 20 Tage nach der Verbrennung.

Die Gattin des Schweizer Arztes Dr. Fred Auer erscheint im Krankenhaus und teilt mit, dass Ingeborg Bachmann durch Mischen von Medomin, einem Betäubungspräparat, und Alkohol ihre psychischen Konflikte bekämpft habe. Die behandelnden

NOTAUFNAHME

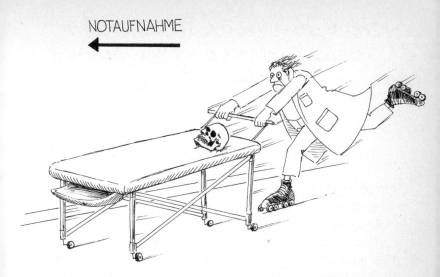

Ärzte lassen der Patientin eine verdünnte Alkohollösung verabreichen, auf die sie »gut reagiert«. Damit ist medizinisch das Problem geklärt – es handelte sich um »Entzugsanfälle bzw. Delirien« –, aber es konnte der schwer geschädigten Patientin nicht mehr geholfen werden. Frau Auer wird nochmals befragt, ob Ingeborg Bachmann außer dem »Medomin- und Whisky-Cocktail« nicht noch ein anderes Psychopharmakon genommen habe. Diese reagiert betroffen, bejaht die Frage, kann sich aber angeblich an den Namen des Mittels nicht erinnern.

Tags darauf erscheint auch Dr. Fred Auer und erklärt, dass »die Bachmann des Öfteren Gast ihrer Klinik in der Schweiz zu Entziehungs- und Aufbaukuren gewesen ist«. Auch er sagt nichts über ein weiteres Medikament. Am späten Abend trifft ein Alarmruf von der Insel Malta ein. Ein Freund teilt den Namen des Mittels mit: Seresta. Frau Auer hat ihn soeben angerufen und zu Schweigen verpflichten wollen über ihr letztes Zusammentreffen mit Ingeborg Bachmann, bei dem sie ihr große Mengen Seresta übergeben hat. Seresta ist ein Tranquilizer, ähnlich dem Valium und Librium; der chronische Missbrauch führt zur Einschränkung der Tast- und Schmerzempfindung, ein plötzlicher Entzug hat Krampfanfälle zur Folge. Wie sich später herausstellt, hatte die Tablettensucht der Ingeborg Bachmann erschreckende Ausmaße angenommen. Sie schluckte täglich ungeheure Mengen davon.

Die Information über alle Medikamente war damit da, aber zu spät. Am 17. Oktober 1973 um 6 Uhr früh starb Ingeborg Bachmann an einem Entzugsdelir.

Ein schweres Amt für einen schwer kranken Mann

Am 26. August 1978 wählten die Kardinäle schon am ersten Abstimmungstag den 66-jährigen Albino Luciani zum Papst. Es war eines der kürzesten Konklave der Geschichte. Niemand ahnte, dass es nun auch zu einem der kürzesten Pontifikate der katholischen Kirche kommen würde. Johannes Paul I. sollte nur 33 Tage amtieren, in der Nacht vom 28. auf den 29. September starb er völlig unerwartet und plötzlich.

Was war geschehen?

Jeder würde annehmen, dass ein Papst medizinisch optimal versorgt wird. Bei Johannes Paul I. war dies nicht der Fall. Albino Luciani war, als er Papst wurde, bereits ernsthaft krank. Niemand hatte beachtet, dass er eigentlich ständiger medizinischer Betreuung bedurfte. Während er als Erzbischof von Venedig von seinem dortigen Arzt, Dr. Da Ros, regelmäßig untersucht worden war, gab es in Rom noch keinen Leibarzt, der mit seinen Krankheiten vertraut gewesen wäre. Stattdessen musste Dr. Da Ros zu jeder Visite eigens aus Venedig anreisen. Der frisch gewählte Papst hatte Krampfadern in den Beinen, es kam zu so starken Schwellungen, dass er seine Schuhe nicht mehr tragen konnte. Die plötzliche psychische und körperliche Belastung in seinem hohen Amt traf ihn schwer. Er war nicht robust genug, um sofort die Rolle des geistigen Führers der katholischen Kirche und des Leiters der gesamten Administration übernehmen zu können. Sowohl körperlich wie auch seelisch war er für diesen »unmöglichen Job« denkbar ungeeignet. Und vor allem half ihm niemand, kein Arzt wagte einzugreifen, weil dann sofort offenkundig geworden wäre, dass die Kardinäle einen schwer kranken Mann zum Papst gewählt hatten – also den Falschen. Der frühe Tod des 33-Tage-Papstes hatte aber nicht zur Folge, dass die Kardinäle vor dem nächsten Konklave medizinisch auf ihre Tauglichkeit untersucht werden. Man verlässt sich weiter auf den Heiligen Geist.

Der Tod eines Ausländers

Am Weihnachtstag, dem 25. Dezember 1890, bricht auf der Piazza della Santa Caritá in Neapel ein Mann zusammen. Er ist zwar noch bei Bewusstsein, doch unfähig zu sprechen. Man bringt ihn ins Spital, dort aber wird die Aufnahme verweigert, da keine Ausweispapiere zu finden sind und auch kein Geld. Es werden überdies nur schwer Kranke übernommen. Dieser schlicht gekleidete, einfache Mensch kann aber anscheinend bloß nicht reden, also transportiert man den Unbekannten auf die nächste Polizeistation. Dort wird in seinem Mantel die Karte eines neapolitanischen Arztes gefunden. Dr. Cozzolini kommt sofort und, entsetzt über das, was vorgefallen ist, ruft er eilig nach einem Pferdefuhrwerk. Als man skeptisch fragt, wer das bezahlen soll, zieht der Arzt einen Beutel mit Goldstücken unter dem Hemd des Patienten hervor und erklärt, dies sei der berühmte Dr. Heinrich Schliemann, einer der bekanntesten Persönlichkeiten der Welt, der Entdecker von Troja und der Königsgräber in Mykene.

Schliemann wurde in sein Hotel zurückgebracht. Er konnte

nur noch etwas Fleischbrühe und Kaffee zu sich zu nehmen und seine Wünsche nur durch Zeichen ausdrücken. Die rechte Körperseite wies zunehmend Lähmungen auf.

Ein Chirurg eröffnete das linke Mittelohr, reinigte es, stellte aber fest, dass bereits eine Hirnhautentzündung und ein Hirnabszess vorlagen. Schliemann hatte das Bewusstsein verloren.

Am nächsten Morgen war der Zustand des Patienten lebensbedrohlich, durch eine akute Bronchitis noch erschwert. Acht Ärzte kamen zu einem Konsilium zusammen und berieten, ob eine operative Eröffnung des Schädels vorgenommen werden solle. Während die Ärzte konferierten, kam um 15 Uhr 30 die Krankenwärterin und meldete, dass der 68-jährige Schliemann plötzlich gestorben sei. Was war hier geschehen? Wie konnte es zu dieser tragischen Entwicklung kommen?

Einen Monat zuvor hatte Schliemann bei Spezialisten in Deutschland gutartige Knochenverwucherungen in beiden Gehörgängen operativ entfernen lassen. Er hatte sich danach besser gefühlt und seine Reisetätigkeit wieder aufgenommen. Da war es zu der gefürchteten Komplikation einer Mittelohreiterung gekommen. Er hatte auf seinem Weg nach Griechenland in Neapel Station gemacht, plötzlich heftige Schmerzen empfunden und sich nicht mehr auf das Schiff nach Athen gewagt, sondern nach Hause telegrafiert, die Weihnachtsfeier zu verschieben. Danach hatte er Dr. Cozzolini konsultiert, der ihm durch Injektionen Erleichterung verschaffte.

Am Weihnachtsabend saß er dann allein im Speisesaal des Hotels und trank am Morgen darauf im Frühstückszimmer seinen Kaffee. Was dann passierte, ist fast unbegreiflich! Wahrscheinlich verließ Schliemann, um sich noch eine Injektion geben zu lassen, am 25. Dezember das Hotel, schaffte es aber nicht mehr bis zu Dr. Cozzolinis Praxis. Das Krankenhaus, in dem er vielleicht hätte gerettet werden können, wies ihn zurück. Als Fremder in einer fremden Stadt, starb er im Hotel.

Ein Fehler mit weltpolitischen Folgen

Am 15. Juni 1888 starb der 57-jährige deutsche Kaiser Friedrich III. an Kehlkopfkrebs. Er hatte nur 99 Tage regiert und konnte während dieser Zeit kein Wort reden. Seine Krankheit dauerte eineinhalb Jahre und sein Schicksal war bestimmt durch zwei falsche Diagnosen. Nachdem die deutschen Chirurgen sofort ein Karzinom des Stimmbandes vermutet hatten, sollte noch die Meinung des englischen Kehlkopfspezialisten Dr. Morell Mackenzie eingeholt werden. Dieser entnahm eine Gewebsprobe zur mikroskopischen Untersuchung, und dabei ging einiges schief. Der Internist Karl Gerhardt sprach es aus: »Es dürfte dies der erste Fall sein, in dem ein Kehlkopfarzt dem Kranken aus Versehen ein Stück aus dem gesunden Stimmband wegzureißen versuchte!« Das war der erste Fehler. Der berühmte Pathologe Rudolf Virchow untersuchte das Gewebsstück und erklärte: »Der Kaiser leidet nicht an Krebs.« Das war der zweite Fehler. Daraufhin wurde nicht operiert, sondern gepinselt, gespült und ausgebrannt. Das Karzinom wuchs natürlich weiter und im Januar 1888 hustete der Patient ein Stück des zerstörten Kehlkopfes aus. Es musste ein Luftröhrenschnitt gemacht werden, sonst wäre der Kaiser erstickt: Die Folge dieser Operation war, dass er bis zu seinem Tode nicht mehr sprechen konnte. Deutschland hatte einen stummen Kaiser.

Hätte der liberal gesinnte Friedrich III. länger gelebt, dann wäre Europa vielleicht sogar die Katastrophe des Ersten Weltkrieges erspart geblieben. Die antienglische Wendung in der Außenpolitik und den Bau der deutschen Kriegsflotte hätte Friedrich sicher nicht durchgeführt. Jedoch kam nun sein Sohn an die Macht, jener unsägliche Wilhelm II., der durch eine Geburtsverletzung seinen linken Arm nicht bewegen konnte. Auch das war ein ärztliches Missgeschick der Geburtshelfer gewesen und es hatte mit Sicherheit zu der hochfahrenden Arroganz und Präpotenz des Preußen beigetragen.

> Eine alte Weisheit der Chirurgen lautet:
> »Und wenn Du noch soviel chirurgst,
> es kommt der Tag, an dem Du murkst.«

Die Misere der Totenbeschau

Das Leichen- und Bestattungswesen in Österreich, Deutschland und der Schweiz ist rechtlich gesehen Landessache, d. h. in den einzelnen Bundesländern bzw. Kantonen durch eigene Gesetze geregelt. Zum Leichenwesen gehört die Totenbeschau, die Leichenöffnung, die Einbalsamierung, die Entnahme von Leichenteilen, die Exhumierung von Leichen etc. Aussichten zur Vereinheitlichung der Leichengesetzgebung im Rahmen der EU existieren nicht. Praktisch bedeutet das: Es wird aus der Sicht des Gesetzgebers in jedem Bundesland etwas anders gestorben!

Wer beschaut wen?

Die amtliche Totenbeschau wurde 1770 durch Kaiserin Maria Theresia in den österreichischen Erblanden eingeführt. So steht es in Lehrbüchern und Zeitungsartikeln, und so ist es falsch. Bereits 1551 unter Kaiser Maximilian II., er war ein Neffe von Karl V., gab es in Wien schriftliche Regeln zur Abwicklung der Totenbeschau. Manche Hofdekrete aus der Zeit Maria Theresias waren jedoch bis 1971 gültig und wurden erst dann durch zeitgemäße Gesetze abgelöst.

Da es jeden betreffen kann, so ist gut zu wissen:
- Jeder Todesfall ist der Behörde unverzüglich anzuzeigen.
- Die Leichen der Verstorbenen sowie tot aufgefundenen Personen sind der Totenbeschau zu unterziehen.

Wo kann ein Todesfall gemeldet werden?
1. Polizei bzw. Gendarmerie,
2. Leichenbestattungsunternehmen,
3. Magistrat bzw. Standesamt.

Im Weiteren wird von diesen Institutionen ein Totenbeschauarzt verständigt, der am Sterbeort die Leiche zu besichtigen hat. Bis zum Eintreffen des Arztes ist der Tote in unveränderter Lage zu belassen (Ausnahme nur in besonderen Fällen: Wiederbelebungsversuche, Freimachen von Verkehrsflächen, behördliche Anordnung usw.)

Was passiert nun tatsächlich bei einer Totenbeschau anlässlich eines Verkehrsunfalles oder bei Verdacht auf gewaltsamen Tod?

Zuständig ist eine Kommission, bestehend aus einem Juristen, dem Amtsarzt (Polizeiarzt) und Polizeibeamten. Der Jurist leitet die Amtshandlung und erteilt dem Arzt den Auftrag, die Todesopfer auf äußerlich sichtbare Verletzungen zu untersuchen.

Manchmal gibt es dabei unerwartete Schwierigkeiten: 1986 hat ein »empörter Zuschauer« anlässlich einer solchen polizeilichen Untersuchung dem Arzt unterschoben, er habe dem Unfallopfer die Hosen heruntergezogen – dies sei pietätlos! Die Beamten wie auch die Rettungsmänner erinnerten sich der Szene genau: Es wurde dem Toten lediglich das aufgerissene linke Hosenbein beim Schein einer Taschenlampe hochgeschoben, damit das Knie untersucht werden konnte.

Was den Vorwurf der Pietätlosigkeit betrifft, so rückt der Ausspruch eines Polizeibeamten die Dinge in das rechte Licht: »Pietätlos sind höchstens jene Zuschauer, die glänzende Augen bekommen, wenn sie irgendwo Blut sehen!«*

Die Totenbeschauärzte werden von den örtlichen Gesundheitsbehörden bestimmt: Polizeiärzte, Amtsärzte, Gemeindeärzte, praktische Ärzte.

* Wiener Neustädter Nachrichten, 24. Oktober 1986

Totenbeschauarzt in einem Krankenhaus mit einer Pathologie ist der Prosektor; dazu wird die Leiche nach drei Stunden von der Krankenstation entfernt und in das Institut für Klinische Pathologie gebracht. In Anstalten ohne Pathologie übernehmen eigens bestellte Totenbeschauärzte diese Aufgabe.

> Zweck der Totenbeschau ist die Feststellung
> 1. des eingetretenen Todes (dass nicht nur Scheintod vorliegt),
> 2. der Art und Ursache des Todes,
> 3. ob bei ungeklärter Todesart Umstände vorliegen, welche die Einleitung eines Obduktionsverfahrens bzw. polizeiliche Ermittlungen erforderlich machen.

Gerade bei natürlichen Todesfällen ist die Todesursache durch alleinige äußere Inspektion der Leiche praktisch nicht feststellbar, sodass der Totenbeschauarzt eigentlich keine sichere Diagnose stellen kann. Vergleicht man die Diagnosen bei der Totenbeschau mit den bei einer anschließenden Obduktion erhobenen Befunden, so ergeben sich 40–80% Falschdiagnosen. Da die Totenbeschauärzte auch die Totenscheine ausfüllen und diese Grundlage der allgemeinen Todesursachenstatistik sind, kommt man zu dem Schluss: Der Schein trügt, und die Aussagekraft der Statistik ist mäßig. Es gründen sich Aussagen über Trends bei der Häufigkeit von Krankheiten bzw. dem Erfolg von Vorsorgemaßnahmen auf solche Statistiken, und selbige sind leider falsch. Wenn die Datenbasis schon nicht stimmt, sind auch alle daraus abgeleiteten Schlussfolgerungen fraglich.

Nicht nur die Aussagekraft einer Krankheits- und Todesursachenstatistik ist direkt von der allgemeinen Häufigkeit der Obduktionen abhängig, sondern auch die Qualität der allgemeinen Gesundheitsfürsorge und -vorsorge. Das wissen die Pathologen und Gerichtsmediziner, aber wer sagt es den Politikern.

Häufigkeit der Obduktionen:
USA: etwa 10% aller Todesfälle (1990)
Deutschland: etwa 8% aller Todesfälle (1999)
Österreich: 30% aller Todesfälle (1999), im Allgemeinen Krankenhaus Wien etwa 60% aller Todesfälle (1996).

Die Häufigkeit der Obduktionen nimmt ab, die Professoren an den Universitätsinstituten forschen lieber, die Folgen sind absehbar. Aber die Totenbeschau allein ist völlig ungeeignet, alle Tötungsdelikte aufzudecken. Die Dunkelziffer der ungeklärten, gewaltsamen Todesfälle ist enorm hoch, dies wird weder von Kriminalisten noch von Gerichtsmedizinern bezweifelt.

Angaben über die tatsächliche Häufigkeit schwanken extrem. Der Realität am nächsten kommt eine Anzahl von 1:2 bis 1:4 der unentdeckten Tötungsdelikte, d. h. auf eine aufgedeckte Tötung entfallen zwei bis vier nicht entdeckte Fälle. Manche Schätzungen reichen bis 1:6*. Sabine Rückert hat im Jahr 2000 in einer umfangreichen Schrift das Problem dargestellt und kam zu dem Ergebnis, dass mindestens jede zweite Tötung unerkannt bleibt.

Die Täter kommen meist aus der näheren Umgebung des Opfers, also jenem Personenkreis, der dem Arzt im Wesentlichen für Informationen zur Verfügung steht. Und das ist die entscheidende Fehlerquelle, wenn man nicht misstrauisch genug ist oder Skepsis und kriminalistische Überlegungen vernachlässigt. Dazu kommt, dass Totenbeschauärzte nicht speziell ausgebildet, sondern amtlicherseits ernannt werden. Selbstverständlich kann auch ein Augenarzt oder ein Psychiater als Totenbeschauer fungieren.

* Janssen et al. 1976

> »Vergessen wir auch nicht, wie viele Personen Jahr für Jahr im eigenen Bett, umgeben von dem Ehegatten, Arzt, Krankenpfleger und Priester, sterben und doch das Opfer eines Verbrechens sind, dessen Täter vielleicht am Sterbebett steht und Tränen vergießt.«
> Zitiert aus: S. Rückert, Tote haben keine Lobby.

Das Ergebnis internationaler Studien und Vergleiche der Erfahrungen führt zur erschreckenden Erkenntnis: Die unentdeckte und daher auch nicht weiter untersuchte Tötung von Menschen ist keine Rarität. Naturgemäß kann man die Häufigkeit nur schätzen, beweiskräftige Großuntersuchungen lässt der Gesetzgeber nicht zu. Erfahrene Gerichtsmediziner und Pathologen gehen von ein bis vier Prozent Falschdiagnosen, d. h. fälschlicherweise wurde »natürlicher Tod« angenommen, aus. Allein in Wien sind fünf bis zehn unentdeckte Morde pro Jahr sehr wahrscheinlich, vielleicht liegt die Zahl aber auch wesentlich höher.

In Deutschland rechnet man mit mindestens 2000 unentdeckten Morden pro Jahr, in Österreich werden 100 bis 200 Todesfälle pro Jahr mit nicht erkannter, »gewaltsamer bzw. gewalttätiger Vorgeschichte« geschätzt.

Häufig dient die gerichtliche Obduktion aber auch der Entlastung unschuldiger Tatverdächtiger. Es gibt zahlreiche Fälle, in denen die Leichenöffnung, entgegen der anfänglichen Vermutung, die Schuldlosigkeit vermeintlicher Täter erwiesen hat.

Zu Hause sterben ist gefährlich

Krankenhausärzte können ohne Genehmigung durch die Angehörigen die jeweils Verstorbenen obduzieren lassen. Dass hier Tötungsdelikte zunächst unerkannt bleiben ist selten, kommt jedoch vor – z. B. die Tötungsserie im Wiener Krankenhaus Lainz durch die so genannten »Mordschwestern« oder die Kaliumvergiftungen von Dialysepatienten im Krankenhaus St. Pölten.

Todesfälle zu Hause, und dabei vor allem in ländlicher Gegend werden nur durch Totenbeschau kontrolliert. Und der Beschauarzt steht hier vor nahezu unüberwindlichen Schwierigkeiten: Wenn er zur Totenbeschau eintrifft, sind die Angehörigen, die meist auch seine Patienten sind, versammelt und beobachten genau, was er tut. Es ist ihm praktisch unmöglich, die Leiche zu entkleiden, noch befremdlicher wäre, den Körper umzudrehen, um sicher zu sein, dass kein Messer im Rücken steckt. Es wird gefragt, was er denn tue, wenn er die Kopfhaut nach Verletzungen absucht oder den Hals auf Würgespuren inspiziert. Ein Arzt, der dies macht, hat seinen Ruf und das Vertrauensverhältnis zur Landbevölkerung verloren, gleichzeitig hat er auch viele seiner Patienten verloren. Daher macht er es nicht, und es bleiben einige Tötungsdelikte unerkannt. Die Angehörigen können aber nicht nur an der Verdeckung einer Straftat, sondern aus religiösen Motiven oder Versicherungsgründen auch an der Verheimlichung eines Selbstmordes interessiert sein. Überhaupt keine Chance hat der Totenbeschauarzt, wenn er etwa eine Vergiftung oder eine Arzneimittelintoxikation diagnostizieren sollte.

Was so alles passiert

Dazu wollen wir hier nur einige Beispiele anführen:

Eine ältere Frau wird tot, auf einem Küchenstuhl sitzend, aufgefunden. Der Hausarzt erkennt auf »plötzlichen Herztod«. Der Leichnam wird von einem Bestatter abtransportiert. Dieser fragt bei einem zufälligen Gespräch einige Tage später, ob das wohl seine Richtigkeit habe. Er hatte die Frau nämlich erst von einem Strang abschneiden müssen, der oben an einem Küchenschrank festgeknüpft war. Der Leichenbeschauarzt versichert auf Rückfrage, er habe den Leichnam sorgfältig untersucht. Ihm sei nichts aufgefallen. *(Fall Bonte, Düsseldorf)*

In Hannover wurde eine Ärztin zur Totenbeschau gerufen und bescheinigte Herzversagen. Dabei übersah sie sechzehn Messerstiche im Rücken der Leiche. *(Mitteilung Püschel, Hamburg)*

Ein älteres Ehepaar wird von Nachschau haltenden Verwandten tot im Bett aufgefunden. Die Wohnung war verschlossen, nichts in Unordnung. Fremdverschulden kam für die Untersuchungskommission nicht in Frage, man diskutierte gleichzeitigen Herztod oder eventuellen Selbstmord durch Schlafmittel. Bei der Obduktion wurde eine Kohlenmonoxidvergiftung festgestellt, ein Lokalaugenschein veranlasst und ein schadhafter Durchlauferhitzer im Badezimmer, das neben dem Schlafzimmer lag, gefunden. Die gefährliche Situation eines weiteren Gasaustrittes konnte verhindert werden. *(Beobachtung des Autors, St. Pölten, Österreich)*

Ein 57-jähriger Mann wurde in der eigenen Wohnung ohne Lebenszeichen auf dem Boden liegend aufgefunden. Sowohl der Rettungsarzt als auch der Beschauarzt nahmen einen plötzlichen Tod aus natürlicher Ursache an. Bei der Obduktion wurden am Hals eindeutige Würgespuren entdeckt, an Kopf, Rumpf und Gliedmaßen fanden sich Schürfungen sowie Blutunterlaufungen. Die polizeilichen Ermittlungen ergaben, dass der Mann von seinem Schwiegersohn im Zuge von Misshandlungen getötet worden war. *(Fall Pollak/Wollenek, Wien)*

Eine allein lebende 90-jährige Frau wurde an einem Montag von einem ihrer Söhne tot aufgefunden. Der Beschauarzt stellte Tod durch Herzversagen fest. Am Mittwoch entdeckt der Leichenbestatter beim Ankleiden der Toten Spuren einer Strangulierung am Hals. Die nachträglich durchgeführte Obduktion bestätigte dies. Vermutet wurde Mord, da sowohl das Strangulierungswerkzeug als auch der Haustorschlüssel verschwunden waren. Die Gendarmerie musste ihre Ermittlungen mit einer Verzögerung von mehreren Tagen beginnen. *(Fall Mathilde M., Voitsberg, Österreich)*

Ein 76-jähriger Rentner arbeitete im Garten und brach plötzlich zusammen. Da er beim Sturz in den Rechen gefallen war und sich verletzt hatte, vermutete der Notarzt ein Verbluten als Todesursache, der Hausarzt sprach sich dagegen für Herzversagen aus. Diese Uneinigkeit führte schließlich zur Obduktion: im Brustkorb des Toten entdeckte der Pathologe ein Projektil. Schließlich gab ein Nachbar zu, Schießübungen in der Garage gemacht zu haben, dabei prallte eine Kugel ab, wurde zum Querschläger und traf den dreißig Meter entfernt arbeitenden Rentner tödlich. *(Fall Neis, Mainz)*

Falschdiagnosen können selbstverständlich auch in die andere Richtung weisen: Es wird ein gewaltsamer Tod attestiert, in Wirklichkeit aber handelt es sich um einen Tod aus innerer Ursache.

Auch hierzu ein Beispiel: Ein Personenwagen gerät aus unklaren Gründen auf die andere Fahrbahn und kollidiert frontal mit einem entgegenkommenden Fahrzeug. Der Fahrer wird tot aus dem Wagen gezogen. Da er einige Kopfverletzungen hat, diagnostiziert der Leichenbeschauer einen Tod durch Schädel-Hirn-Trauma. Bei der im Versicherungsauftrag durchgeführten Obduktion finden sich jedoch nur unbedeutende Kopfschwarten-Hämatome. Todesursache ist ein akutes Herzversagen durch thrombotischen Verschluss eines Koronararterien-Hauptastes. Damit stellt sich der Kausalzusammenhang genau umgekehrt dar: Der Tod war nicht die Folge des Unfalls, sondern der Unfall Folge des akuten Herzversagens. *(Fall Bonte, Düsseldorf)*

Ein äußerst wichtiger Aspekt darf nicht außer Acht gelassen werden: Die sorgfältig und konsequent durchgeführte Totenbeschau bzw. Obduktion kann Leben retten – nämlich das der Hinterbliebenen und Mitbewohner, z. B. in Fällen von Kohlenmonoxidvergiftung sowie bei Stromtodesfällen.

> Kleiner Grenzverkehr zum Krematorium
> In Deutschland hat sich eine besondere Art von Leichentourismus entwickelt. Bestatter fahren EU-intern mit dem Leichnam über die Grenze nach Holland in ein Krematorium und abends mit der Urne wieder zurück. In Deutschland selbst würde die Verbrennungsprozedur zehn bis vierzehn Tage dauern und eine Feuerbestattungssektion erfordern. In den Niederlanden ist dies nicht erforderlich und die Kremation erfolgt im abgekürzten Verfahren. Deutsche Gerichtsmediziner warnen: »Es können ganz leicht Beweise für ein Verbrechen über die Grenze gebracht und verbrannt werden.«

Es gibt einen Zeitungsbericht, wonach in Süditalien eine Ärztin nach flüchtigem Hinsehen eine unter Herbstlaub gefundene, verdreckte Gummipuppe für eine Frühgeburt hielt und dafür sogar einen Totenschein ausstellte. Diese Meldung ist zwar nicht offiziell bestätigt, aber durchaus glaubhaft.

Vor Jahren kannte ich selbst einen Totenbeschauer, der oftmals in volltrunkenem Zustand zur Beschau erschienen ist und lediglich lallen konnte: »Wo ist die Leich'?« Man wollte ihm den Toten zeigen, aber er saß schon an einem Tisch und füllte das Formular aus. Nach einiger Zeit musste ich an diesem Kollegen die Obduktion durchführen, er war an einer Leberzirrhose verstorben.

Hallo, ihr Minister! Wacht auf und tut was!

In Erweiterung und Intensivierung langjähriger Argumentation müssen an die Gesetzgeber Forderungen zum Wohl der Allgemeinheit herangetragen werden. Wozu leisten wir uns sonst Politiker?

Es gehört doch zu den wesentlichen Aufgaben eines Staates, die Gesundheit und das Leben seiner Bürger zu schützen. Das ist unbestritten und wird auch versucht. Auch die Leichenschau und das Sektionswesen dienen der Sicherheit der Bevölkerung. Das wird vernachlässigt und verschlampt. Der Arzt vertritt im Rahmen der Leichenschau ein letztes Mal die Interessen des ihm anvertrauten Patienten: »Auch als Leichenschauer soll der Arzt noch Helfer seiner Mitmenschen sein. Es besteht die gleiche Verpflichtung, die Interessen der Toten zu wahren wie die des Lebenden. Hierzu gehört die Notwendigkeit, den eingetretenen Tod sicher festzustellen sowie Todesart und Todesursache aufzuklären.«

Oft wird das Argument angeführt, dass eine größere Sektionszahl wirtschaftlich nicht mehr zu bewältigen sei. Das ist eine unbegründete Angst um das Geld des Steuerzahlers. Es ist erwiesen, dass die Obduktion die schnellste, sicherste und billigste Methode darstellt, Licht in das Dunkel eines ungeklärten Todesfalles zu bringen.

Wer hat Nutzen und Interesse an einer Obduktion?

1. Die Angehörigen
Früher oder später tauchen meist folgende Fragen auf:

»Hat man selbst, der Arzt oder das Krankenhaus etwas verabsäumt?«

»Gibt es Hinweise für einen Suizid oder Fremdverschulden?«

»Liegt eine Erbkrankheit mit Gefahren für die nächste Generation vor?«

»Handelte es sich um eine Infektionskrankheit, bei welcher Familienmitglieder angesteckt worden sein könnten?«

Von besonderer Bedeutung für die Hinterbliebenen ist der Nachweis einer rentenpflichtigen Berufserkrankung oder eines Unfalles. Die Versicherung fordert unweigerlich einen Obduktionsbefund, sonst wird die Rentenzahlung ein gutachterlicher Streitfall. Im Zeitalter der an Beliebtheit zunehmenden Alternativmedizin und des schwindenden Vertrauens in die Schulmedizin werden die behandelnden Ärzte immer häufiger kritisiert, beschuldigt, ja sogar angegriffen. Ein Obduktionsbefund ist ein entscheidendes Dokument in einer eventuellen Auseinandersetzung zwischen den Hinterbliebenen und den Ärzten; auch für das Eingreifen eines Patientenanwaltes ist ein solcher Befund wichtig.

2. Die behandelnden Ärzte

»Ärzte, die viele Leichenöffnungen gemacht oder gesehen haben, haben zumindest zu zweifeln gelernt!« Dieser Satz des großen Morgagni (1762) hat noch immer Gültigkeit.

Faustregel: Zwei Drittel der klinischen Diagnosen bei einem Krankenhauspatienten sind absolut richtig, ein Drittel ist ergänzungsbedürftig bzw. nicht zutreffend. Die behandelnden Ärzte wären gut beraten, zu den Sektionen ihrer Patienten zu kommen.

3. Das Krankenhaus

Im Zeitalter einer zunehmend aggressiven Berichterstattung in Fernsehen und Zeitungen ist es für ein Krankenhaus fast lebenswichtig, korrekte Krankengeschichten und Obduktionsbefunde vorweisen zu können. Letztendlich zwingt die zunehmende Zahl der Wunderheiler, deren Patienten dann im Krankenhaus sterben, hier für eine exakte Klärung der Vorkommnisse zu sorgen.

4. Unterricht und Ausbildung
Der Dialog zwischen Kliniker und Pathologen ist die Grundlage einer sinnvollen Aus- und Fortbildung. Der Arzt beschäftigt sich mit dem Einzelfall. Das Individuelle einer Krankheit wie auch des Sterbenden ist nicht dem Lehrbuch zu entnehmen, sondern nur bei der letzten Besprechung des tragischen Einzelschicksals zu erfahren. Dieses zu klären ist Aufgabe des Pathologen.

5. Die Wissenschaft
Erst seitdem systematisch seziert wird, ist die Krankheitslehre in die Reihe der exakten Naturwissenschaften gerückt. Nur dann, wenn das kundige Auge des Obduzenten die letzte Kontrollinstanz bleibt, besteht keine Gefahr, dass die Medizin eine rein technisch-apparative Disziplin wird.

6. Die Todesursachenstatistik
Zahlenangaben über Todesursachen, erhoben durch Statistische Zentralämter, sind von höchst beschränktem Wert. Es gibt kaum eine Urkunde, die auf so unsicherer Grundlage steht wie die Angaben der Totenbeschauscheine. Ein amerikanischer Vorschlag, der Ironie mit bitterer Erkenntnis vermischt, hat gelautet: Man müsste öfter ehrlicherweise in den Totenbeschauschein hineinschreiben »a-g-k«, d. h. »alone god knows«.

7. Die Qualitätskontrolle
Obduktionen sind Qualitätskontrollen der Methoden der modernen Medizin, nicht Kontrollen der Diagnostik. Es geht auch nicht so sehr um Kontrolle als vielmehr um Sicherung der Qualität, um die Tücken der Diagnosefindung, die Wege und Irrwege der Tumorsuche, die Verhütung von Komplikationen. Es muss vor allem auch der Therapieaufwand und Therapieeffekt analysiert werden, insbesondere die Nebenwirkungen, und damit die Lebensqualität der Patienten.

Durch eine Obduktion erfolgt sehr häufig auch eine Kontrolle der diagnostischen Qualität des Pathologen selbst. Jeder Befund, der zu Lebzeiten des Patienten erstellt wurde und auf dem die klinischen Überlegungen aufbauten, wird anlässlich der Obduktion überprüft und kritisch bewertet.

Die diagnostische Fehlerrate eines durchschnittlichen Pathologen, der noch das Gesamtfach betreut, also nicht ein Organspezialist ist, beträgt etwa 0,1 %. Organspezialisten sind jenseits ihres eigenen Gebietes manchmal allerdings hilflos.

Die Sicherung der Gesundheit der Bürger und ihrer medizinischen Betreuung durch den Staat ist jedoch nicht nur eine politische oder rechtliche, sondern vor allem auch eine moralische Pflicht. Jeder Verstorbene und die Hinterbliebenen haben zu erwarten, dass der Staat durch die Anordnung der Obduktion ein letztes Mal als ihr Sachwalter auftritt. Vor diesem Hintergrund hat der Münchener Gerichtsmediziner Wolfgang Spann die Frage aufgeworfen, »inwieweit für die Rechtsbehörde nicht eine gewisse moralische Fürsorgepflicht für einen verstorbenen Mitbürger besteht, der in der Regel sein Leben lang Steuern bezahlt hat, nach Beendigung des Lebens darauf zu achten, dass alles seine Richtigkeit gehabt hat.« Es ist nämlich ein ausgesprochen dummes Argument, wenn man hin und wieder hört, »das macht ihn auch nicht mehr lebendig«. Solches führt nur zum chaotischen und fatalistischen »Es ist alles egal!« Hinzu kommen noch rechtspolitische Probleme. »Geht es um die gesetzliche Reglementierung neuer Forschungsrichtungen wie z. B. künstliche Befruchtung, Forschung an Embryonen oder gentechnische Methoden, überschlägt sich die Gesetzgebung in kürzester Zeit geradezu. Geht es dagegen um Probleme im Zusammenhang mit Sterben und Tod des Menschen ..., so stößt man auf eine zurückgezogene Ruhe und Bedächtigkeit.« Dies wird doch nicht daran liegen, dass manche sich schwer tun, mit Verstorbenen Wählerstimmen zu requirieren. Vielleicht sollten doch mehr Augenärzte auch Totenbeschauer werden, um gleichzeitig einigen kurzsichtigen Politikern die Augen zu öffnen.

> Wir diskutieren zu viel und überzeugen zu wenig,
> wir glauben zu viel und sezieren zu wenig.
> Ein weicher Glaube ersetzt nicht harte Fakten,
> denn »Glauben« heißt bekanntlich »Nicht-Wissen«.

Die Zählung der Toten

Statistiken sind in Bezug auf Todesursachen unbrauchbar und falsch, denn jede dritte bis vierte ärztliche Diagnose ist unrichtig. Jeder Sachkundige weiß das, kein Gesetzgeber unternimmt etwas.

Sogar die Zählung der Toten stimmt nicht immer. Beispiel: Am 11. Juni 2000 war ein 62-jähriger Mann in Wien aus der Garage gefahren und gegen einen vis-à-vis geparkten Wagen gekracht. Der Lenker war tot. Das zuständige Polizeiwachzimmer machte eine Meldung über den tödlichen Verkehrsunfall, wobei die Hausnummer der Garage angegeben wurde. Das Verkehrsunfallkommando verfasste auch eine Meldung, in der jedoch die Nummer des Hauses gegenüber der Garage angeführt wurde. Fazit: Aus einem Toten wurden in der Statistik zwei.

Auch die Reaktionen der Öffentlichkeit über die Zahl der gewaltsamen Todesfälle ist sehr unterschiedlich. Eine Katastrophe wie jene im Seilbahntunnel von Kaprun ereignet sich in Österreich durchschnittlich alle zwei Monate: Am Kitzsteinhorn gab es 155 Tote, das ist ungefähr das Ergebnis zweier durchschnittlicher Monate im österreichischen Straßenverkehr. Das Leid ist da wie dort um nichts geringer, nur rücken bei den Trauerfeiern für die Verkehrsunfälle keine Erzbischöfe aus. Warum wird nach der Brandkatastrophe von Kaprun sofort und laut nach Maßnahmen gerufen, um Derartiges in Zukunft zu vermeiden?

Warum ist die einzige Folge von 155 Verkehrstoten, dass in zwei Monaten wiederum etwa 155 überwiegend junge Menschen auf der Straße sterben?

Kaprun auf der Straße findet ganzjährig statt.

Der Arzt am Tatort

Jeder, der Fernsehkrimis gesehen hat, glaubt zu wissen, was der Arzt am Tatort bei der Begutachtung einer Leiche zu tun hat. Er ist immer schon dort, wenn der Kommissar eintrifft, steht nach einer kurzen Hantierung am Körper des Toten auf, verabschiedet sich mit stets den gleichen Worten: »Näheres, wie immer, erst nach der Obduktion!« und geht ab. So läuft das in der Realität nicht. Die Tatortgruppe der Polizei muss nämlich in enger Zusammenarbeit mit dem Gerichtsmediziner die Bestandsaufnahme durchführen. Dabei ist es absolut zweckmäßig, überhaupt jeden plötzlichen oder unerwarteten Todesfall so lange als Mord anzusehen, bis das Gegenteil nicht bewiesen ist. Für die Leiche ist überhaupt nur der Gerichtsmediziner zuständig.

Es ist üblich, zunächst einmal den am schnellsten erreichbaren Arzt zu rufen, vorausgesetzt, dass er wenigstens die Grundkenntnisse für eine Leichenbeschau besitzt. Das ist freilich nicht immer der Fall.

Tot? Seit wann? Wie?

Die erste und wichtigste medizinische Aufgabe ist die Feststellung des tatsächlich eingetretenen Todes. Denn dabei geht es schließlich um sofortige Wiederbelebungsmaßnahmen. Es kommt keineswegs nur bei Vergiftungen vor, dass noch lebende Personen für tot erklärt wurden. Die zweite dringliche Aufgabe des Arztes ist zugleich die schwierigste, die Bestimmung der Todeszeit. Der Anblick eines Arztes in einem Fernsehkrimi, der nach kurzer Überlegung erklärt: »Er starb gestern Nacht zwischen halb drei und halb vier Uhr«, ist völlig irreal. Eine exakte Todeszeitbestimmung allein anhand von Leichenmerkmalen ist überhaupt nicht möglich, es gibt nur eine Schätzung. Und dafür gilt als Regel: Je weniger Zeit nach dem Tod vergangen ist, desto genauer kann die Eingrenzung der Todeszeit erfolgen.

Einen wichtigen Hinweis liefert dabei die Auskühlung der Leiche. Das Sinken der Körpertemperatur nach dem Tod bietet zumindest einen Anhaltspunkt, obwohl viele andere Umstände zu beachten sind. Faktoren, die den Wärmeverlust eines Körpers beeinflussen können, sind zum Beispiel die Kleidung, die Umgebungstemperatur, die Feuchtigkeit, die Körperhaltung der Leiche, die Anfangskörpertemperatur, welche nicht unbedingt 37 °C betragen muss, das Gewicht der Person und das Verhältnis von Körperoberfläche zu Körpergewicht. Es sind stets mehrere Temperaturmessungen erforderlich, wobei vor allem der Vergleich des Temperaturabfalles im Enddarm mit der Umgebung wichtig ist. Es muss also mehrfach ein Thermometer in die Analöffnung gesteckt werden. Diese Prozedur wird natürlich im Fernsehen nicht gezeigt.

Aufsehen erregte die Arbeit von Gerichtsmedizinern der Universität Tennessee, welche die Abkühlgeschwindigkeit von Leichen bei unterschiedlichen Wetterverhältnissen und auf unterschiedlichen Böden untersuchten – möglichst realistisch in der unmittelbaren Umgebung einer ländlichen Ortschaft. Diese Arbeit war bei den örtlichen Einwohnern, denen der Gedanke an für wissenschaftliche Experimente herumliegende tote Körper Unbehagen verursachte, nicht sehr beliebt.

Wird der Körper eines Mordopfers später als zwei oder drei Tage nach der Tat aufgefunden, so ist die Aufgabe, die Todeszeit zu bestimmen, keine Frage von Temperaturveränderungen mehr, sondern ein Fall für einen anderen Spezialisten – den forensischen Entomologen. Ein Entomologe ist ein Fachmann, der den Lebenszyklus und das Verhalten von Insekten untersucht. Der forensische Entomologe betrachtet die verschiedenen Insekten, die in den Überresten eines Opfers leben, und kann anhand des bekannten Lebenszyklus der Maden die Zeit bestimmen, die seit dem Todeseintritt vergangen ist.

Es gibt einen interessanten Fall, bei dem ein entomologischer Anhaltspunkt die Unschuld eines »Täters« bewiesen hat, der acht Jahre wegen eines Mordes im Gefängnis verbrachte, den er nicht begangen hatte.

Es ging um den Körper eines Mannes, der in Ungarn ermordet auf einer Donaufähre gefunden wurde, die eines Tages im September um sechs Uhr am Abend angelegt hatte. Eine Obduktion wurde am darauffolgenden Tage um zwei Uhr Nachmittag vorgenommen. Dabei wurden im Körper zahlreiche

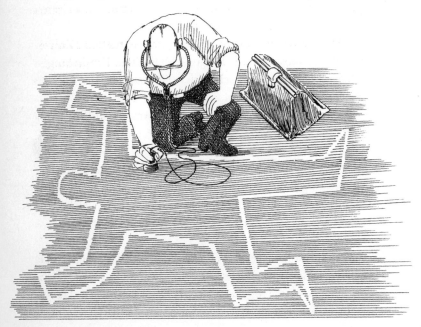

Schmeißfliegeneier und -larven gefunden. Dieses entomologische Detail wurde bei dem Gerichtsverfahren nicht beachtet, und der Fährkapitän bekam eine lebenslange Gefängnisstrafe.

Acht Jahre später wurde das Verfahren wieder eröffnet. Hierbei sagte ein Entomologe aus, dass an einem Septemberabend um sechs Uhr in Ungarn keine Schmeißfliegen aktiv sind. Außerdem betonte er, dass das Vorhandensein von Larven auf der Leiche bedeutete, dass die Eier am Tag der Obduktion nicht hätten gelegt werden können: Die Larven hätten nämlich nicht genügend Zeit gehabt, um zu schlüpfen. Die Eier müssten demnach bereits am Vortag vor sechs Uhr abend gelegt worden sein, also ehe der Kapitän noch die Fähre betreten hatte. Der Kapitän wurde daraufhin für unschuldig befunden und freigelassen.

Neben der Feststellung des Todes und der Schätzung der Todeszeit hat sich der Gerichtsmediziner noch am Tatort zu weiteren Fragestellungen zu äußern. Diese betreffen:
- äußere Verletzungen an der Leiche mit eventuellen Hinweisen auf ein Tatwerkzeug. Es ist ja für weitere Ermittlungen wesentlich, sofort zu entscheiden, ob ein rundliches Loch in der Haut eine Schuss- oder Stichverletzung ist,
- Spurensuche, etwa bezüglich der Frage, ob der Auffindungsort auch der Tatort ist,
- Rekonstruktion des Tatherganges,
- laufende Diskussion der Befunde mit den Kriminalisten,
- Spurensicherung zur späteren genaueren Analyse, z. B. Blutspuren, Sperma, Haare oder sonstiges Material, welches für eine DNA-Typisierung geeignet ist.

Allgemein gilt, es können Fotografien, Aufzeichnungen und Materialgewinnung nicht gründlich genug sein. Es ist viel leichter, Unnötiges wieder wegzulassen, als Unterlassenes nachzuholen. Sehr nützlich kann sein, den Tatort am nächsten Tag noch einmal aufzusuchen. Man erkennt daraus, dass der Arzt eigentlich der Erste sein sollte, der am Tatort eintrifft, und der Letzte, der denselben wieder verlässt. Ganz im Gegensatz zu den kriminalistischen Märchengeschichten, die uns im Fernsehen aufgetischt werden.

Wie gelingt ein perfekter Mord? Tipps vom Experten

Keineswegs alles, was zur Tötung eines Menschen führt, gilt als Mord. In einer der ältesten Vorschriftensammlungen für zwischenmenschliches Verhalten, in den Zehn Geboten des Alten Testamentes (etwa 900–550 v.Chr.) steht zwar noch lapidar: »Du sollst nicht morden«*. Eine Erläuterung, welche Tat als Mord gilt, wird nicht gegeben. Der Katechismus, d. h. die Lehrmeinung der katholischen Kirche hat daraus den Satz gemacht: »Du sollst nicht töten.« Das ist aber nicht dasselbe.

In Mitteleuropa wird meist nicht nach der Bibel, sondern entsprechend dem Strafgesetzbuch geurteilt. Und dort sind die Aussagen schon differenzierter.

Mord: »Wer einen anderen tötet, ist ... zu bestrafen.« Freiheitsstrafe von 10 Jahren bis lebenslänglich. Mord ist also nicht gleich Mord und wird unterschiedlich geahndet.

Totschlag: »Wer sich in einer allgemein begreiflichen heftigen Gemütsbewegung dazu hinreißen lässt, einen anderen zu töten, ist ... zu bestrafen.« Freiheitsstrafe von 5 bis 10 Jahren. Totschlag ist also eine Gemütssache

Fahrlässige Tötung: »Wer fahrlässig den Tod eines anderen herbeiführt, ist ... zu bestrafen.« Freiheitsstrafe bis zu einem Jahr. Fahrlässigkeit heißt, der Täter denkt entweder gar nicht an die tödliche Gefahr seines Handelns oder er denkt sich, es wird schon nichts passieren.

Im US-Strafrecht lauten die Delikte ganz anders:

* Katechismus 2280–2283

First degree murder: d. h. Mord ersten Grades: geplanter, vorsätzlicher Mord

Second degree murder: d. h. Mord zweiten Grades: vorsätzliche Tötung eines Menschen ohne Planung und Vorbereitung.

Manslaughter: vorsätzliche Körperverletzung mit Todesfolge.

Sowohl das profane wie auch das religiöse Gesetz verschweigen, dass es vorsätzliche Tötungsdelikte gibt, die ungestraft bleiben, ja sogar belobt werden. Seit vielen Jahrzehnten segnen Priester sowohl die Soldaten wie auch deren Waffen, verbunden mit dem Auftrag, die Menschen der Gegenseite möglichst rasch und wirksam zu vernichten. Nach getaner Tat gibt es häufig sogar einen profanen Orden zur Belohnung. Die katholische Kirche hat übrigens auch nichts gegen die Todesstrafe einzuwenden.

Grundregeln für einen perfekten Mord

Perfekt ist ein Mord dann, wenn er nicht als solcher erkannt und daher auch nicht weiter untersucht wird. Die Häufigkeit ist nicht gering und kann nur geschätzt werden. Die Anzahl liegt in der Bundesrepublik Deutschland wahrscheinlich zwischen 100 und 1000 pro Jahr, in Österreich zwischen 10 und 100.

Perfekt ist jener Mörder, der nicht gefasst wird. Etwa bei 10 % der offensichtlichen Morde wird der Täter nicht gefunden. So einfach ist das. Dazu gehört allerdings sorgfältigste Planung und entsprechendes Fachwissen. Vor allem darf man Kriminalisten und Gerichtsmediziner nicht unterschätzen, denn sie verfügen in der Regel über mehr Erfahrung und eine bessere technische Ausrüstung. Außerdem soll eines nicht außer Acht gelassen werden: den *Kommissar Rex* gibt es nicht, den »Kommissar Zufall« dagegen sehr wohl. Und an unglaublichen Zufällen und Zwischenfällen scheitern dann die genialsten Pläne.

Außerdem sollte man Kriminalromane lesen. Nicht zur

Nachahmung! Alle Tricks, die dort beschrieben sind, kennt auch die Polizei. Perfekt wäre also etwas, das noch nicht in einem Kriminalroman oder Film vorgekommen ist. Die wichtigsten Regeln hat der Jurist Dr. Gerhard Honig bereits vor dreißig Jahren zusammengestellt. Da seine Ratschläge immer noch gültig sind, folgen wir hier dieser Darstellung.

Erste Regel: Man darf bei der Tat weder gesehen noch erkannt werden, d. h. keine Augenzeugen.
Die Wahl des Ortes und des richtigen Zeitpunktes für die Tat ist entscheidend. In der Nacht sind zwar weniger Leute unterwegs, aber sie sind dafür umso aufmerksamer. Außerdem ist völlig offen, ob nicht hinter einem verdunkelten Fenster, auf dem Rücksitz eines geparkten Autos oder hinter einem Gebüsch ein Beobachter verborgen ist. Am Tag wimmelt es zwar von Menschen, jedoch die wenigsten passen auf; einer unter hundert genügt aber, denn bereits ein Zeuge kann ein perfektes Verbrechen zunichte machen.
Was das Alibi betrifft, so ist vor »falschen« Zeugen zu warnen. Das Risiko ist zu groß, dass der Zeuge umfällt, außerdem begibt man sich in dessen Hand. Eigenalibis sind meist nicht zu widerlegen: Wenn man angibt, zur fraglichen Zeit ganz allein da oder dort gewesen zu sein und auch noch das entsprechende Radioprogramm nennen kann, so lässt sich kaum das Gegenteil beweisen. Fernsehsendungen als Alibi zu verwenden ist riskant, dort sind Programmänderungen nicht ausgeschlossen.

Zweite Regel: Jede Mitwisserschaft vermeiden
Niemand ist vertrauenswürdig genug, um von einem geplanten Verbrechen zu erfahren. Wer die Freundin, die Ehefrau oder einen Kumpanen einweiht, ist kein perfekter Mörder. Die Tat soll allein vorbereitet und durchgeführt werden. Bei diesen Vorbereitungen muss man vermeiden, Aufmerksam-

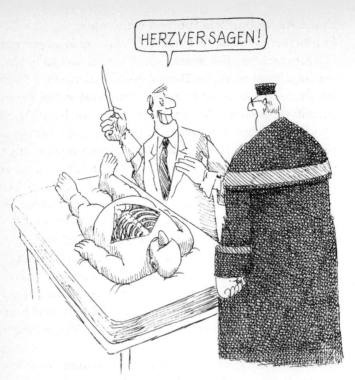

DER PERFEKTESTE MORD IST DER VON EINEM GERICHTSMEDIZINER VERÜBTE, WELCHER DAFÜR SORGT, DASS ER ZUR OBDUKTION DER LEICHE BESTELLT WIRD.

keit oder gar Verdacht zu erregen. Wenn sich ein Arzt oder Chemiker ein Gift verschafft, ist dies wesentlich unauffälliger, im Gegensatz zu einem Zuckerbäcker oder Steuerbeamten. Auf der Hut muss man auch sein, dass man sich nicht selbst verrät. Wer in den Armen einer zärtlichen Frau plaudert, hat sein späteres Schicksal nun einmal verdient. Wenn man von Vornherein keine Mitwisser hat, braucht man keinen Verrat und keine Erpressung befürchten.

Dritte Regel: Niemals Spuren hinterlassen
Es geht hier gar nicht um Fingerabdrücke oder Markierungen von Schuhsohlen, dies wissen ja auch bereits laienhafte Mörder. Es geht um winzigste Details. Wenn jemand einen Raum betritt, so hinterlässt er Spuren, und wer eine andere Person angreift oder nur berührt, hat theoretisch seine Identität bereits preisgegeben. Ein einziges Haar genügt, von Blutspritzern, Fasern von Kleidungsstücken, Speichelresten, abgeschilferten Hautteilchen von einem Händedruck gar nicht zu reden. Dazu kommt noch, jedes Mordwerkzeug hinterlässt charakteristische Spuren. Das beginnt bei einem schartigen Messer, dessen Spitze abbricht, und endet bei einem speziellen Knoten bei der Strangulation. Besonders Serientäter sind gefährdet, wenn sie mehrfach nach derselben Methode vorgehen. Dies wird erkannt und in einem Täterprofil gespeichert. Serienmörder sollten variieren, denn eine bunte Vielfalt von Vorgehensweisen verdunkelt das System, das dahintersteckt.

Vierte Regel: Nicht sofort zum Kreis der Verdächtigen gehören
Immer verdächtig sind Verwandte und Bekannte sowie jene Personen, die aus dem Todesfall einen Nutzen ziehen. Es geht natürlich um das Motiv: Erbschaften, Versicherungen, gescheiterte Ehen, missliebige Vorgesetzte, berufliche Konkurrenten bleiben den Ermittlungsbehörden nicht verborgen. Wie wir schon bei der Besprechung der sieben goldenen W des Kriminalisten erwähnt haben, ist das achte W, »Wem nützt die Tat?«, meist dann erfolgreich, wenn alle anderen Spuren und Hinweise nichts erbracht haben.

> Kann eine Frau ihren »toten« Ehemann erschießen? Diese Frage wurde im Oktober 2000 in Cleveland (Ohio) aktuell. Zwei juristische Voraussetzungen seien kurz erwähnt:
> 1. Man kann auf einen Leichnam ruhig schießen, das ist schlimmstenfalls Störung der Totenruhe, aber für einen Mord bestimmt ein untaugliches Objekt.
> 2. Eine amtliche Totenerklärung ist eine Tatsachenfeststellung, genauso wie die Schiedsrichterentscheidung in einem Fußballspiel.
>
> Doch jetzt zurück nach Ohio. 1979 wurde das Haus der Eheleute Ben und Addie Holmes durch eine Explosion zerstört. Es war Brandstiftung, und Ben Holmes sollte ein Jahr später vor Gericht erscheinen, doch er war spurlos verschwunden. Neun Jahre danach ließ Addie ihren Mann für tot erklären. Plötzlich jedoch tauchte der »Tote« jedoch wieder auf, vermutlich aus Eifersucht, denn seine »Witwe« hatte vor kurzem wieder geheiratet. Es kam zum Streit, Addie schoss auf Ben, er wurde schwer verletzt, überlebte aber den Anschlag. Seither rätseln amerikanische Juristen, wie man den Mordversuch an einem »Toten« anklagen kann.

Ein Mord wird nicht erkannt, wenn ...

Es kommt lediglich darauf an, dass der Todesfall nicht kriminalistisch oder gerichtsmedizinisch untersucht wird. Um das zu vermeiden, gibt es einige Möglichkeiten.

... es keine Leiche gibt:

Eine empfehlenswerte Methode für einen perfekten Mord ist, das Opfer einfach verschwinden zu lassen. Nur ist die Beseitigung einer Leiche nicht ganz einfach. Das Verstecken des Opfers allein durch Vergraben oder Einbetonieren ist ungeeignet, weil materielle Reste des Körpers immer erhalten bleiben. Tote mit Zement ummauern und versenken ist besser. Eine Leiche ohne ausreichende Beschwerung in das Wasser zu werfen ist aber höchst riskant, die meisten Körper kommen wieder hoch. Fäulnisgase erzeugen nämlich einen starken Auftrieb, die Leiche schwebt wie ein Luftballon nach oben. Dem kann man durch Aufschneiden der Brust- und Bauchhöhle sowie des Darmes vorbeugen: dadurch entweichen die Gase. Das Verbrennen eines Leichnams wird meist unterschätzt, eine vollständige Beseitigung ist kaum möglich. Wirksam sind nur die Bedingungen eines Krematoriums, also 1000° C eine Stunde lang. Auch dann bleiben ca. ein Kilogramm kalzinierte Knochenreste zurück, ganz zu schweigen von Gelenksprothesen, Zahnersatzstücken, künstlichen Herzklappen und anderem. Es müsste also die Asche noch gesiebt und dann verstreut werden. Manchmal wird versucht die Leiche zu zerstückeln und auf chemischem Weg aufzulösen, von Salzsäure bis Abflussreiniger hat man vieles schon ausprobiert. Meist entsteht dabei ein gelatineartiger Brei, der gar nicht leicht durch den Badewannenabfluss zu entsorgen ist. Ein Kuriosum, das viel zur Mythenbildung beigetragen hat, sei kurz erwähnt: Wird ein Leichnam kurz nach dem Tod verscharrt und nur mit einer dünnen Erdschichte bedeckt, kann die erst später einsetzende Totenstarre zu einer Beugung im Ellbogengelenk führen, und dies hebt den Unterarm hoch. In der Folge ragt die meist von der Muskulatur her kräftigere rechte Hand aus dem Boden, die Finger sind krallenartig gebeugt. Der Tote hat also aus seinem Erdgrab heraus die Hand gehoben – nichts für zarte Gemüter.

1994 wurde Folgendes aus Bolivien berichtet: Im Hauptpostamt von Santa Cruz de la Sierra blieb ein großes Paket liegen. Die Zustelladresse war falsch, desgleichen der Absender. Nach mehreren Wochen breitete sich unerträglicher Gestank aus – in dem Paket befand sich ein verwesender Toter. Wer den nicht identifizierten Mann zur Post gebracht hatte, blieb ungeklärt.

... ein Unfall vorgetäuscht wird:
Der Unfall muss echt sein, nur bei seinem Zustandekommen darf nachgeholfen werden. Es muss die betroffene Person auch wirklich so zu Tode gekommen sein, wie es für die Untersuchungsbehörde den Anschein hat. Ein »Ertrunkener« muss also tatsächlich ertrunken sein, ein »abgestürzter Bergsteiger« darf nicht als Leiche hinuntergeworfen werden und der »tote Kraftfahrer« muss sich wirklich bei einem Crash das Genick gebrochen haben.

Für die Inszenierung solcher Unfälle ist die Urlaubszeit beliebt, insbesondere Fernreisen in exotische Gegenden. Es gibt viele Länder, wo zwar der kommerzielle Abenteuerurlaub bereits hoch entwickelt ist, die Gerichtsmedizin jedoch noch in den Kinderschuhen steckt. Außerdem ist kein Tourismusmanager daran interessiert eine Morduntersuchung anzuregen, wenn man das Ereignis auch als Unfall deklarieren kann. Eine Gefahrenstelle beim inszenierten Unfalltod ist die jeweilige Versicherung. Keine Assekuranz zahlt freiwillig und gerne, deshalb werden Ermittlungen angestellt. Also, keine unverhältnismäßigen Forderungen an die Unfallversicherung stellen. Der Unfall muss nicht nur echt, sondern auch glaubhaft sein. Wenn ein Schiff explodiert und untergeht, ist es unbedingt notwendig, den Sprengstoff als Teil des Ladegutes zu deklarieren, den Zeitzünder allerdings nicht. Bei einer Pilzvergiftung muss logisch nachvollziehbar sein, wie es passieren konnte, dass der Knollenblätterpilz unter die Champignons kam, und warum nur bestimmte Leute davon gegessen haben, andere dagegen nicht.

... es wie ein natürlicher Tod aussieht:
Jede Art einer gewaltsamen Tötung kann von Gerichtsmedizinern erkannt werden, jedes Gift oder Medikament, jede Verletzung, jedes Erwürgen, Erdrosseln oder Ersticken und so weiter. Was aber, wenn kein Verdacht ausgesprochen wird und daher

eine nähere Untersuchung ausbleibt. Die Mörder können sich dabei auf eine weitgehend unzureichende Totenbeschau verlassen. Diese Problematik wurde bereits besprochen (siehe Seite 85), es lohnt sich, dort nochmals nachzulesen.

Aus der Unmenge von Fällen, wo man gerade noch ein Tötungsdelikt bei einem scheinbar natürlichen Tod aufdecken konnte, seien einige Beispiele genannt:

- Ein alter, kränklicher Mann ist gestorben. Der Arzt, der den Patienten kannte, bescheinigt einen natürlichen Tod an Kreislaufschwäche. Als der Bestatter im Zuge der Leichentoilette den Mund des Verstorbenen nicht schließen kann, entdeckt er tief im Schlund ein Taschentuch: Erstickungstod.
- Eine Frau war gestorben. Erbstreitigkeiten begannen. Bei der Totenbeschau wurde ein natürlicher Tod bescheinigt und die Frau begraben. Nach einem Rechtsstreit kam es zur Exhumierung, wobei eine Schusswunde an der Brust entdeckt wurde. Der Einschuss war mit Leukoplast verklebt, das Projektil steckte noch im Körper: Herzschuss.
- Der Totenbeschauarzt stellte bei einer Leiche Blut im Mund fest. Die Rücksprache mit dem behandelnden Arzt ergab, dass der Verstorbene an einer Lungentuberkulose gelitten hatte, es wurde daher ein Blutsturz angenommen. Als die Bestatter die Leiche abtransportierten, fiel aus der Kleidung ein Geschoss heraus. Die weitere Untersuchung ergab einen Schusskanal vom Nacken bis zum Kinn: Genickschuss.

Aber wie oft werden solche Verbrechen nicht erkannt! Die Merkmale von Ersticken und Erwürgen sind manchmal nicht leicht zu erkennen, treten außerdem erst längere Zeit nach dem Tod deutlicher in Erscheinung. Bei Verabreichung falscher oder überdosierter Medikamente hat der Beschauarzt überhaupt keine Chance, desgleichen, wenn bei ohnehin todkranken Menschen etwas nachgeholfen und beschleunigt wird.

... fälschlich Selbstmord angenommen wird:
Einen Selbstmord vorzutäuschen ist schwierig und bedarf großer Sorgfalt. Jeder »Pseudo-Selbstmord« hat nur dann eine Chance, anerkannt zu werden, wenn ein plausibles Motiv angeboten wird und wenn ein Abschiedsbrief vorliegt. Beides zu beschaffen ist nicht leicht.

Dazu noch einige wichtige Details:

Tatwaffe Messer: Ein Selbstmörder macht praktisch immer zuerst einige zaghafte, oberflächlich angesetzte »Probierschnitte«. Erst dann gewinnt er Mut und schneidet tiefer. Das Gleiche gilt für Stichverletzungen. Charakteristisch ist weiter, dass der Selbstmörder nicht durch die Kleidung sticht, sondern die Stelle entblößt.

Sprung aus dem Fenster: Der Selbstmörder springt weg und liegt daher meist weiter von der Absprungstelle entfernt. Bei einem Unfall oder Mord versucht der Betroffene, sich im letzten Augenblick noch festzuhalten, und liegt daher knapp an der Hauswand.

Erhängen: Ein entscheidender Fehler wird begangen, wenn der Täter eine Leiche in die Schlinge hängt, um einen Selbstmord vorzutäuschen. Oft wird nicht beachtet, dass die Hängestellung vom Opfer gar nicht zu erreichen war, wenn etwa der dazugestellte Stuhl zu niedrig ist. Da der schwere Leichnam ja hochgezogen wurde, finden sich Schleifspuren am Seil, am Haken oder am Holzbalken. Außerdem muss der Selbstmörder mit dem Strick hantiert haben, er hat daher Faserspuren an seinen Händen.

Ertrinken: Sieht man von dem typischen Anfängerfehler ab, eine Leiche in das Wasser zu werfen (das wird sofort erkannt!), so ist es auch oft für den Gerichtsmediziner schwer, zwischen »Ertrinken« und »Ertränken« zu unterscheiden. In beiden Fällen tritt der Tod im Wasser und durch das Wasser ein, nur kriminalistische Erhebungen und Klärung der persönlichen Situation vom Opfer und vermutlichen Täter können weiterhelfen. Manchmal nützt auch das nichts.

Eine weibliche Leiche wird am Ufer eines Sees geborgen. Die Obduktion ergibt einen eindeutigen Ertrinkungstod. Auffällig sind aber massive Halsmuskelblutungen. Auch Bindehautblutungen sind vorhanden. Ein Würgevorgang wird als sicher angesehen. Das Mädchen ist am Vorabend mit ihrem Liebhaber Boot gefahren. Der Mann hatte ausgesagt, dass sie alkoholisiert während der Fahrt ins Wasser gestürzt sei (Alkohol wird in erheblichem Maße tatsächlich nachgewiesen). Eine Auseinandersetzung wird zugegeben, aber nicht zum Zeitpunkt des Wassersturzes. Der Gerichtsmediziner hält den Würgevorgang wegen der Massivität der Blutungen für erwiesen, kann aber nicht ausschließen, dass zwischen Würgen und Wassersturz Minuten bis eine halbe Stunde vergangen sind. Es erfolgt eine Verurteilung wegen fahrlässiger Tötung: Alkohol wird, bei mangelnder Sorgfaltspflicht des Bootsführers, als Ursache des Sturzes angenommen.

Im Gesamten gesehen ein unbefriedigendes Ende dieses Falles.

Erschießen: Jede Schussverletzung mit tödlichem Ausgang wird exakt bezüglich aller Umstände rekonstruiert. Ein vorgetäuschter Selbstmord müsste daher in vielen Einzelheiten geplant und ausgeführt werden. Selbstmord mit der Waffe ist bei Männern häufiger als bei Frauen. Im bäuerlichen Milieu und bei bestimmten Berufsgruppen werden Schlachtschussapparate bevorzugt. Beim Kopfschuss durch einen Rechtshänder steigt der Schusskanal von rechts vorne nach links hinten an, die Waffe war meist aufgesetzt. Hinterkopf- und Genickschüsse (RAF-Häftlinge in Stammheim) schließen einen Selbstmord ebenso wenig aus wie Bauchschüsse (Vincent van Gogh). Probeschüsse kommen vor, Nahschusszeichen müssen vorhanden sein, sofern sie nicht abgefiltert wurden, wie z. B. bei einem Schuss durch einen Brotlaib. Schmauchspuren an der Schusshand sollten nicht fehlen.

Resümee für einen Mörder, der perfekt sein will:

Ist auch die geplante Tat nach bestem Wissensstand ausgeklügelt, so ist dies noch lange keine Garantie für den Erfolg. Das Wissen ist zwar wichtig, aber das Können ist noch viel wichtiger. Nach einem Trockenschwimmkurs ist man bekanntlich noch keineswegs reif für die Rettungsschwimmer von Malibu. Nirgends klafft Theorie und Praxis so weit auseinander wie beim Mord. Alle in diesem Kapitel angedeuteten Umstände und noch viele nicht erwähnte Details sind den Gerichtsmedizinern bestens bekannt. Wir achten also darauf, wenn wir gerufen werden. Wenn nicht, dann war keineswegs der Mörder perfekt, sondern unser Aufklärungssystem hat versagt.

> Ob es einen perfekten Mord gibt, ist fraglich,
> dass es häufig eine defekte Totenbeschau gibt, ist sicher.

Sich als Mörder auf eine miese Totenbeschau zu verlassen ist riskant, manchmal aber durchaus erfolgreich. Es ist völlig unbestritten, dass immer wieder Fälle durchrutschen. Wird die Gerichtsmedizin eingeschaltet, dann sind Spezialisten von hohem Grade am Werk und sie sind mit allen Tricks vertraut.

Selbstmörder

Den Selbstmord hat es überall und zu jeder Zeit gegeben. Er durchzog alle Epochen der Geschichte und kam sowohl in primitiven wie auch hochzivilisierten Gesellschaften vor. Wahrscheinlich gibt es auch kaum Menschen, denen noch nie in irgendeiner Form der Gedanke an Selbstmord gekommen ist.

Psychiater und Psychologen diskutieren noch immer die Frage, wie weit eine psychische Störung oder Krankheit beim Selbstmord eine Rolle spielt. Die Selbstmordhandlung als freie Willensentscheidung bei völliger geistiger Gesundheit scheint den Seelenärzten nur schwer vorstellbar. Das Argument lautet, dass die recht breite Toleranzfähigkeit des Menschen durch psychische Veränderungen eingeschränkt sein muss und es darüber hinaus ungeheurer pathologischer Kräfte bedarf, um den stärksten menschlichen Trieb, den Selbsterhaltungstrieb, zu überwinden.

Für den Gerichtsmediziner ergeben sich ganz andere Fragen:

Handelt es sich wirklich um Selbstmord oder war es ein Unglücksfall?

War es Mord, und der Täter hat zwecks Vertuschung eine Selbstmordsituation arrangiert?

War es Selbstmord, der verschleiert werden sollte, um den Anschein einer Tötung durch fremde Hand zu erwecken?

Eine 36-jährige Filmschauspielerin wurde an einem Sonntag kurz vor vier Uhr früh im Schlafzimmer ihres Hauses tot aufgefunden. Sie war Alkoholikerin und nahm eine äußerst gefährliche

Mischung von Medikamenten und Drogen. Ihre Schlaflosigkeit bekämpfte sie mit immer größeren Mengen von Schlafmitteln, bis zu 20 Tabletten war ihre Dosis, sie hatte also schon einen enormen Gewöhnungseffekt erreicht. Dazu kamen Wodka und Sekt. Die Modedroge der damaligen Zeit war das Benzedrin, die Tabletten wurden »Benies« genannt und hatten eine starke Aufputschwirkung. Bei der jungen Schauspielerin begann ein Teufelskreis: Das Benzedrin nahm sie ein, um den Nachwirkungen von Alkohol und Schlafmitteln entgegenzuwirken, und die Schlafmittel und den Alkohol benötigte sie, um den Aufputscheffekt wieder zu unterdrücken. Ist dieser Kreislauf einmal in Gang gekommen, so führt er zwangsläufig zu einem rasch steigenden Medikamentenverbrauch, zur Sucht und zu Erschöpfungszuständen. Ihr Problem war die Angst vor der Realität, sie schrieb in ihr Notizbuch: »Ich weiß, dass ich spielen kann. Aber ich habe Angst. Ich habe Angst, und das sollte ich nicht und das darf ich nicht. Scheiße!« Mehrmals musste ihr der Magen ausgepumpt werden, da sie zu viel erwischt hatte. Dreharbeiten zu einem neuen Filmprojekt endeten mit einem Fiasko – sie war täglich betrunken und zu einer schauspielerischen Leistung nicht mehr fähig. Als sie tot in ihrem Bett aufgefunden wurde, lagen daneben zwei leere Medikamentenfläschchen, die Schlafmittel enthalten hatten. Bei der Obduktion wurden von dem einen Mittel 4,5 mg % im Blut nachgewiesen, von dem anderen 8 mg %. Die tödliche Dosis beginnt ab etwa 3 mg %. Sämtliche Untersuchungen und Begleitumstände deuten darauf hin, dass sie die Kontrolle über die Schlafmittelmenge völlig verloren hatte und daher viel zu viel einnahm. Alles andere, was an kriminellen Spekulationen über den Tod von Marilyn Monroe in diversen »Enthüllungsberichten« stand, ist lediglich Sensationsmacherei.

Ein 54-jähriger Mann wurde auf einer abgelegenen Waldstraße in seinem Auto sitzend tot aufgefunden. Der Motor lief noch, vom Auspuff war ein Plastikschlauch in das Wageninnere geleitet und am Fenster festgeklemmt worden. Das Auto war von rußigen Auspuffgasen erfüllt, am Beifahrersitz lag ein handschriftlicher Abschiedsbrief. Familie und Bekannte wussten, dass die Ehe zerrüttet war und seit einiger Zeit Drohungen sowie Beschuldigungen zwischen den Partnern ausgetauscht wurden. Die Gendarmerie ging von Selbstmord aus. Bei der Obduktion fiel sofort auf, dass die Luftröhre keine Rußpartikel enthielt und daher kaum die schmutzigen Auspuffgase eingeatmet worden waren. Totenflecke gab es am Rücken, obwohl sich der Körper in sitzender Position im Auto befunden hatte. Der chemische Nachweis von Kohlenmonoxid im Blut war negativ, dafür fand sich ein hoher Alkoholspiegel sowie eine tödliche Konzentration eines blutzuckersenkenden Mittels. Als man sie mit dieser Tatsache konfrontierte, legte die Ehefrau ein Geständnis ab. Ihr Liebhaber, mit dem sie gemeinsam alles arrangiert hatte, war ein Zechkumpan ihres Mannes gewesen, das Blutzuckermedikament stammte von der bereits verstorbenen Schwiegermutter, den Abschiedsbrief hatte sie gefälscht.

Von zwei Reportern einer illustrierten Wochenschrift wird in einer Hotelsuite der Leichnam eines 43 Jahre alten Politikers in der wassergefüllten Badewanne aufgefunden. In den Wochen zuvor hat es einen gewaltigen Politskandal gegeben, der Tote ist als Lügner und Schwindler entlarvt worden. Bei der Obduktion werden eine Vielzahl von Medikamenten im Leichenblut nachgewiesen, in tödlicher Dosis ein Schlafmittel. Die Inszenierung am Fundort, d. h. die mit Hemd, Krawatte und Hose bekleidete Leiche in der Badewanne, Notizen mit geheimnisvollen Andeutungen, aber kein Abschiedsbrief, nicht auffindbare Medikamentenschachteln, das Fehlen einer bestellten Flasche Wein – all das lassen erfahrene Kriminalisten sofort an einen verschleierten Selbstmord denken. Es ist für einen Selbstmörder nämlich völlig typisch, falsche Spuren zu legen, Rätsel aufzugeben und den Hergang seines Todes anders erscheinen zu lassen.

Obwohl die offizielle Untersuchung schon längst abgeschlossen ist, gibt es immer noch Gerüchte und Spekulationen über einen Mord an Uwe Barschel, den seinerzeitigen Ministerpräsidenten von Schleswig-Holstein. Solches wird auch von der Familie behauptet, alles andere wäre ja einem Geständnis gleichzusetzen. Barschel hatte jedoch drei Wochen vor seinem Tod ehrenwörtlich in der Öffentlichkeit erklärt, mit der Verleumdungs- und Bespitzelungskampagne eines politischen Gegners nichts zu tun zu haben. Also musste sein Selbstmord geleugnet werden.

Häufig, zu häufig

In der westlichen Welt schätzt man rund 1000 Selbstmorde pro Tag und bis zu zehnmal so viele Versuche. Allein in der Bundesrepublik Deutschland versucht sich etwa alle 30 Minuten ein Mensch das Leben zu nehmen. Im europaweiten Vergleich »führen« Ungarn und Finnland, gefolgt von Österreich, Dänemark und der Schweiz. Glückliche »Schlusslichter« der Statistik sind Griechenland, England, Italien und Spanien.

Über 1700 Selbstmorde pro Jahr in Österreich sind deutlich mehr als es Verkehrstote zu beklagen gibt.

Der große Psychoanalytiker Erwin Ringel (1921–1994) hat gesagt: »Der Selbstmörder ist der Ärmste überhaupt, weil er das Einzige, was er wirklich besitzt, wegwirft: das Leben.« Den Selbstmord als Freitod zu bezeichnen ist genauso falsch wie zynisch.

Die Gerichtsmedizin bemüht sich, je nach Lage der Motive, verschiedene Typen von Selbstmorden zu unterscheiden:

1. Bilanz-Selbstmord: Nach längerem Überlegen und Abwägen der Möglichkeiten wird entschieden, das Leben sei nicht mehr lebenswert (unheilbare Krankheit, aussichtslose finanzielle Notlage).
2. Demonstrations-Selbstmord: Die Tat wird stark affektbetont unternommen, um etwas zu erreichen. Der Betroffene hofft insgeheim, dass er mit dem Leben davonkommt und seine Demonstration die Probleme einer Lösung zugeführt hat (Liebeskummer, Ehestreit).
3. Kurzschluss-Selbstmord: Akuter Entschluss nach Erhalt einer schlechten Nachricht (Verlust des Berufes, Enttäuschung).
4. Flucht-Selbstmord: Um einem sich anbahnenden Verhängnis zu entkommen (Straftäter auf der Flucht).
5. Selbstmord bei psychischen Erkrankungen: Depression, Melancholie, Schizophrenie. Depression ist nicht nur die häufigste Störung, sondern auch die tödlichste.

Die häufigste Selbstmordart ist das Erhängen, bei Frauen gefolgt von Vergiftungen, bei Männern ist die zweithäufigste Methode Erschießen.

So lügt die Statistik:
Der Anteil der Selbstmorde, bezogen auf alle Todesfälle, ist in der Gruppe der unter 20-Jährigen am höchsten und in der Gruppe der über 70-Jährigen am niedrigsten. Also könnte man meinen, die Menschen werden mit zunehmendem Lebensalter glücklicher.
Stimmt nicht.
Alte Menschen töten sich viel häufiger als junge, aber ihre Zahl ist relativ gering gegenüber den vielen Todesfällen aus Krankheitsgründen. Jugendliche sterben aber allgemein viel seltener als Alte, deshalb nehmen die Selbstmorde einen hohen Prozentsatz unter ihren Todesfällen ein.

Kombinierter Selbstmord

In besonderen Fällen will der Betreffende ganz sicher gehen, daher kombiniert er mehrere Tötungsmethoden: Er klettert beispielsweise auf einen Baumast, der über das Wasser ragt, legt sich ein Seil um den Hals und befestigt es am Ast. Dann schießt er sich in die Brust. Seine Überlegung lautet: Wirkt der Schuss nicht tödlich, so erhängt er sich, reißt das Seil, so fällt er ins Wasser und ertrinkt.

Manchmal werden mehrere Stromfallen aufgebaut: So ging eine Frau mit je einem Haarföhn in der rechten und in der linken Hand in die Badewanne, eine andere nahm Handmixer, Bügeleisen und Föhn mit ins Wasser.

Solche Inszenierungen können auch tragikomisch enden: Ein Mann nahm eine Überdosis Schlaftabletten und band sich, auf einem Brückengeländer sitzend, eine Schlinge um den Hals, deren Strick an einem Pfosten befestigt war. Als er sich dann noch eine Kugel in den Kopf schießen wollte, verletzte ihn diese nur geringfügig, zerriss jedoch den Strick. Nachdem er in den Fluss gefallen war, erbrach er, aus Schreck über das kalte Wasser, die Tabletten und blieb am Leben.

Andere Länder, andere Sitten

Die japanischen Samurai waren früher das bewaffnete Begleitpersonal des Adels. Sie hatten einen strengen Ehrenkodex und das Recht, zwei Schwerter zu tragen. Als Beweis für Mut, Selbstbeherrschung und reine Gesinnung pflegten sie eine besondere rituelle Form der Selbsttötung, das Seppuku (bei uns auch Harakiri genannt).

Seppuku diente der Wahrung der Ehre in Gefangenschaft,

dem Loyalitätsbeweis gegenüber dem lokalen Herrscher, dem Shogun oder dem Widerstand gegen politische Herrschaft, zeitweise auch als nicht entehrende Form der Todesstrafe. Unter Einhaltung eines zeremoniellen Rituals schnitt sich der Betroffene mit einem Schwert von links nach rechts den Bauch auf, und sobald die Eingeweide zum Vorschein kamen, wurde ihm von einem Freund der Kopf abgeschlagen. 1873 wurde das zwangsweise Seppuku abgeschafft, die freiwillige Handlung kam danach nur noch selten vor.

> Drei missglückte Selbstmorde:
> 1979: Mrs. Evita Adams stürzt sich aus der 86. Etage des Empire State Building, wird aber von einem Windstoß in ein offenes Fenster des 85. Stocks geweht, wo sie fast unverletzt landet.
> 1992: Ein Mann will sich aus dem dritten Stock eines Hauses auf die Straße stürzen. Er nimmt Anlauf, bricht durch das Fenster und landet leicht verletzt auf einem Autodach. In Rage versetzt, rennt der Mann nach oben, stürzt sich erneut aus einem Fenster und landet wieder auf einem Autodach. Er hat dasselbe Fenster genommen.
> 1994: Ein Mann stürzt sich vom zehnten Stockwerk eines Hauses. Beim Passieren des neunten Stocks wird er von einer dort während eines Ehestreits abgefeuerten Kugel getroffen und sofort getötet.

Der Selbstmord und das Paradies

Interessant ist, dass sich im Laufe der Zeit die einzelnen Religionen ziemlich unterschiedlich zum Problem des Selbstmordes stellten.

Im Altertum galt der Suizid nicht als verwerflich, die Götter hatten nichts dagegen einzuwenden. Auch zu Beginn des Christentums galt Selbstmord nicht als etwas Böses. Solange Märtyrer gebraucht wurden, war er eine ehrenvolle Todesart. Erst als die Bewegung der Donatisten* die Bejahung des Selbstmordes propagierten und darin einen Weg sahen, um schneller in das Paradies zu gelangen, schritt die Staatskirche von Kaiser Konstantin ein. Um Massenselbstmorde zu verhindern, erklärte man den Suizid zur Todsünde.

Im Mittelalter des Abendlandes scheint der Selbstmord keine wesentliche Rolle gespielt zu haben, zumindest ist nichts darauf Bezügliches überliefert. In anderen Kulturkreisen wurde das »Selbstopfer« jedoch geradezu gefordert, dies reicht von den Königstötungen der Azteken bis zur Witwenverbrennung in Indien. Erst mit Beginn der Neuzeit und mit der fortschreitenden Emanzipierung von der christlichen Kirche wurde das Suizidproblem wieder aktuell. Die katholische Kirche lehrt: »Wir sind nur Verwalter, nicht Eigentümer des Lebens, das Gott uns anvertraut hat. Wir dürfen darüber nicht verfügen. ... Man darf die Hoffnung auf das ewige Heil der Menschen, die sich das Leben genommen haben, nicht aufgeben. Auf Wegen, die Gott allein kennt, kann er ihnen Gelegenheit zu heilsamer Reue geben. Die Kirche betet für die Menschen, die sich das Leben genommen haben.«**

Kein Wort, dass Hilfe angeboten wird – heilsame Reue wird gefordert. Es hilft den gequälten Menschen nichts, wenn sie über den Tod hinaus verfolgt werden. Erst gegen Ende des 2. Jahrtausends hat sich die katholische Kirche herbeigelassen, den Selbstmördern ein katholisches Begräbnis zu gewähren. Manche extreme Splittergruppen anderer Religionen wie dem Islam versprechen dagegen sogar etwas wie »die Wonnen des Paradieses« für islamische Selbstmordattentäter.

---

* Nach Donatius von Karthago, 313 bis 355 n. Chr.
** Ex. 20,13

Bekannte Selbstmörder

Im »Lexikon der prominenten Selbstmörder« werden über dreihundert dramatische Lebensläufe referiert, die jeweils durch Selbstmord endeten. Die Methoden waren unterschiedlich, die Motive nicht immer geklärt. Daher sollte jeder Todesfall durch vermeintlichen Selbstmord gerichtsmedizinisch untersucht werden. In Mitteleuropa geschieht das nicht.

Antonius und Kleopatra

Nach der Ermordung Cäsars im März 44 v. Chr. kämpften in Rom drei Gruppen um die Macht: Die Republikaner, das waren die Cäsarmörder, die Cäsarianer mit dem Konsul Marcus Antonius an der Spitze, und schließlich der adoptierte Großneffe von Cäsar, der junge Octavius. Octavius blieb schließlich Sieger über alle und wurde im Jahre 30 v. Chr. unter dem Namen Augustus Kaiser. Nach der verlorenen Seeschlacht bei Actium begingen Antonius und einen Monat später seine Geliebte Kleopatra Selbstmord. Marcus Antonius (82–30 v. Chr.) war Politiker sowie römischer Feldherr und verheiratet mit der Schwester des Octavius. Er beherrschte einige Zeit die östlichen Provinzen des Römischen Reiches. Es ist nicht sicher, ob er mit Kleopatra auch verheiratet war, jedenfalls hatten sie drei Kinder. Als ihn sein Schwager Octavius militärisch besiegte und er überdies dachte, Kleopatra sei gefangen oder getötet, stieß er sich am 1. August 30 v. Chr. sein Schwert von unten in den Bauch und stürzte sich hinein.

Kleopatra VII. (69–30 v. Chr.) war Griechin, keineswegs Ägypterin und die letzte Königin aus der mazedonischen Dynastie der Ptolemäer. »Ihr Zauber beruhte weniger auf wirklicher Schönheit als auf ihrem Geist und ihrer ganzen Persönlichkeit«, schrieb der Biograf Plutarch, und die Bildnisse auf Münzen gaben ihm Recht. Um der Gefangenschaft zu entgehen, verübte sie am 30. August 30 v. Chr. Selbstmord. Das Gift, mit dem sie sich tötete, hatte sich angeblich in einer Haarnadel befunden. Eine andere Version lautet, Kleopatra habe sich von einer Schlange einen tödlichen Biss zufügen lassen. Plutarch resümierte: »Doch die Wahrheit kennt niemand.«

Andreas Baader, Ulrike Meinhof, Jan-Carl Raspe und Gudrun Ensslin

Aus der Organisation der Außerparlamentarischen Opposition APO war in den frühen 70er-Jahren des 20. Jahrhunderts in der Bundesrepublik Deutschland die Terrorgruppe »Rote-Armee-Fraktion« RAF geworden. Ihre Mitglieder wählten den rücksichtslosen Weg der Gewalt, um mit Entführungen und Morden das nach ihrer Ansicht Menschen verachtende System der Regierung zu stürzen. Diese anarchistischen Gewalttäter prägten über mehrere Jahre die deutsche Geschichte.

Ulrike Meinhof (1934–1976) erhängte sich am 8. Mai 1976 mit einem aus Handtüchern gedrehten Strick am Fenstergitter ihrer Zelle in Stuttgart-Stammheim. Nachdem schon einige Befreiungsversuche fehlgeschlagen hatten, wurde versucht, die anderen drei inhaftierten Terroristen durch die Entführung des Arbeitgeberpräsidenten Hanns-Martin Schleyer und eine Geiselnahme im Lufthansa-Flugzeug »Landshut« freizupressen. Als die Flugzeugentführung in Mogadischu (Somalia) von einer deutschen Spezialtruppe beendet wurde, verübten die Häftlinge Selbstmord.

Andreas Baader (1945–1977) hatte, in einem Plattenspieler versteckt, eine Pistole in das Gefängnis schmuggeln können. Am 18. Oktober 1977, wenige Stunden nach Beendigung der Flugzeugentführung, schoss er zunächst zweimal gegen die Zellenwand, um einen Kampf vorzutäuschen. Dann setzte er sich den Lauf der Waffe in den Nacken und drückte ab. Es sollte wie eine

Hinrichtung aussehen, aber die gerichtsmedizinische Untersuchung konnte unter Mithilfe internationaler Experten den Selbstmordhergang eindeutig rekonstruieren.

Jan-Carl Raspe (1944–1977) hatte eine Pistole hinter einer Holzleiste auf dem Zellenboden versteckt. Mittels eines Miniradios und unter Benützung der Lautsprecherkabel im Zellentrakt konnte er ein Kommunikationssystem unter den Häftlingen aufbauen. Er schoss sich in die rechte Schläfe.

Gudrun Ensslin (1940–1977) erhängte sich mit dem Elektrokabel ihres Plattenspielers. Der kollektive Selbstmord im Hochsicherheitsgefängnis von Stuttgart-Stammheim erregte ungeheures Aufsehen in der Öffentlichkeit. Wie hatten die Häftlinge sowohl mit der Außenwelt als auch untereinander laufend Informationen austauschen können? Wie waren die Waffen in die Zellen gelangt? Solche Fragen sind bis heute ungeklärt. Lediglich der Genickschuss, den sich Andreas Baader zugefügt hat, überrascht den Gerichtsmediziner nicht. Eine solche Art des Selbstmordes ist in jedem besseren Lehrbuch angeführt.

Ludwig Boltzmann

Ohne die theoretischen und experimentellen Arbeiten dieses bedeutendsten österreichischen Physikers hätte es Einsteins Relativitätstheorie nicht gegeben. Boltzmann (1844–1906) wurde bereits mit 25 Jahren Universitätsprofessor für mathematische Physik. Wie jedes Genie war er kein einfacher Mensch und verstrickte sich daher in zahlreiche Konflikte. Außerdem war er das typische Beispiel eines manisch-depressiven Gelehrten. Ob eine Krankheit oder ein wissenschaftlicher Disput den Anlass für seinen Selbstmord gab, ist ungeklärt. Seinen letzten Urlaub verbrachte er in Duino bei Triest. Er erhängte sich, während seine Frau und die Tochter beim Schwimmen waren.

George Eastman

Bis 1888 mussten alle Fotografen große Kameras und schwere Glasplatten mit lichtempfindlichen Emulsionen mit sich herumschleppen. Dann erfand Eastman (1854–1932) den bequemen Rollfilm und die Kleinbildkamera, die Fotografie wurde zu einem erschwinglichen Freizeitvergnügen. Er gründete die Firma Kodak und wurde einer der typisch amerikanischen Selfmade-Millionäre. Große Teile seines Vermögens spendete er für wissenschaftliche und humanitäre Zwecke. Privat lebte der Junggeselle zurückgezogen mit seiner Mutter. Als er schwer erkrankte, schoss er sich mit einem Revolver ins Herz. Sein Abschiedsbrief war kurz: »An meine Freunde. Meine Arbeit ist getan. Warum warten?«

Egon Friedell

Eigentlich hieß er Egon Friedmann (1878–1938), war der Sohn eines wohlhabenden Industriellen und Dr. phil. Er wurde Schauspieler und Kabarettist, schrieb Dramen und Essays, Aphorismen und Theaterkritiken. Aufsehen erregte seine »Kulturgeschichte der Neuzeit«, ein Universalwerk von zeitloser Aktualität. Max Reinhardt nannte ihn »ein dilettantisches Genie«, seine Freunde erlebten ihn als geistreichen, eleganten Salonlöwen. Er führte zwar ein öffentliches Leben, emotionalen Halt fand er aber nur bei seinem Dienstmädchen Hermine, deren Tochter offiziell vaterlos blieb. Die drohende Gefahr des Nationalsozialismus ignorierte er lange Zeit, eine Emigration kam für den klassischen und leidenschaftlichen Mitteleuropäer nicht in Frage. Kurz nach dem deutschen Einmarsch in Wien erschien ein Nazi-Trupp, um ihn abzuholen. Von seinem Schlafzimmerfenster rief er den Passanten zu, beiseite zu treten – dann sprang er.

Vincent van Gogh

Unter den großen Malern des 19. Jahrhunderts war van Gogh (1853–1890) wohl der zu seiner Zeit am meisten verkannte, später sollte er der berühmteste werden, heute ist er der teuerste. Sein Leben bewegte sich zwischen dem Feuer der Leidenschaft für seine Kunst und dem Kampf gegen Armut, Hunger, Alkohol und die heraufdämmernde Geisteskrankheit. Die Ärzte sind sich bis heute nicht einig, woran van Gogh wirklich gelitten hat: manisch-depressive Anfälle, Schizophrenie, Epilepsie oder gar eine Vergiftung. Zwei Jahre vor seinem Tod schnitt er sich einen Teil der linken Ohrmuschel ab, einige Monate später folgte der erste Selbstmordversuch mittels Terpentinöl und der zweite durch Verschlucken seiner giftigen Malfarben. Am 27. Juli 1890 betrat er einen Bauernhof nordwestlich von Paris, ging hinter einen Düngerhaufen und schoss sich mit einem Revolver in den Bauch. Die Waffe hatte er einem Gastwirt entwendet. Zwei Tage später starb er an inneren Blutungen.

Ernest Hemingway

1954 erhielt er den Literaturnobelpreis, konnte aber nicht nach Stockholm reisen, da er schon sehr krank war: Bluthochdruck, Arteriosklerose, Alkoholismus, Depressionen. Im Jahr 1960 war seine schriftstellerische Arbeitsfähigkeit bereits endgültig erlahmt, er saß stundenlang vor Manuskripten, ohne etwas zustande zu bringen. Zunehmend litt er unter Wahnvorstellungen. Hemingway (1899–1961) war nie der starke Mann in allen Lebenslagen, zu dem er sich selbst stilisiert hatte. Vielmehr war er ein begnadeter Lügner, ein Schwadroneur an der Schreibmaschine, dem man alle seine Erlebnisse glaubte und zutraute, und der es auch verstand, sein Leben schriftstellerisch zu verwerten. Und er war ein gewaltiger Trinker. So trank er am Morgen als Allererstes drei Flaschen Valpolicella, es folgten die Daiquiri-Cocktails, Scotch, Tequila, Bourbon, Martinis und so ging es fort. Als die körperlichen Leiden begannen, wurden auch die Depressionen ärger. Am 2. Juli 1961, gegen sieben Uhr früh fand ihn seine Frau im Hausflur liegend auf. Ein doppelläufiges Gewehr befand sich zwischen seinen Beinen, zwei Patronen waren gleichzeitig abgefeuert worden. Der Schuss hatte ihm Gesicht und Schädeldach weggesprengt, die Zimmerdecke war mit Blut- und Gehirnspritzern übersät. Es war unmöglich festzustellen, ob er sich die Gewehrläufe in den Mund gesteckt oder an die Stirn gedrückt hatte.

Ernest Hemingway wurde 62 Jahre alt. Sein Vater erschoss sich mit 57, sein Bruder mit 67 Jahren. Die Enkelin Margaux verübte im Alter von 41 Jahren Selbstmord.

Clara Haber-Immerwahr

Sie war die Frau des deutschen Chemikers und späteren Nobelpreisträgers Fritz Haber. Clara Immerwahrs Leben (1870–1915) bestand aus einer ständigen Suche nach Bestätigung ihres eigenen Seins und ihres Strebens nach »Selbstverwirklichung«. Sie hatte Chemie studiert, aber ihr Mann war besser und auch skrupelloser. Sie wollte eine perfekte Hausfrau sein, aber ihren Mann interessierte das nicht so sehr, sie war eine überaus besorgte Gattin und Mutter, aber ihrem Mann fiel sie damit nur auf die Nerven. Die Zermürbungen und Schwierigkeiten zwischen den Eheleuten waren schon weit fortgeschritten, als es zu jener unseligen Affäre mit dem Giftgas kam.

Fritz Haber hatte maßgeblich an der Vorbereitung und Durchführung von Chlorgasangriffen während des Ersten Weltkrieges mitgewirkt. Clara war entsetzt über diese Art der Kriegführung. Am 2. Mai 1915 gab sie erst einen Probeschuss mit dem Armeerevolver ihres Mannes ab, dann schoss sie sich ins Herz. Auch ihre Schwester Lotte sollte später Selbstmord begehen, ebenso ihr Sohn.

Paul Kammerer
Großes Aufsehen erregte in Wien der Tod des Wissenschaftlers Paul Kammerer (1880–1926). Kammerer war ein ausgezeichneter Biologe und exzentrischer Liebling der Gesellschaft. Seine Experimente mit Feuersalamandern und Geburtshelferkröten schienen eine Vererbung erworbener Eigenschaften zu beweisen. Das war eine Sensation. Wie sahen diese Experimente aus? Feuersalamander, die in heller bzw. dunkler Umgebung gehalten wurden, zeigten Farbänderungen, und diese sollen auch auf die Nachkommen vererbt worden sein. Oder: Zwingt man Kröten im Wasser zu kopulieren, so bilden sich raue, dunkle Stellen an ihren Vorderbeinen, womit sie besser Halt fassen können, und auch dies wird weiter vererbt. Der Skandal platzte, als man entdeckte, die rauen Stellen, die so genannten »Brunftschwielen«, waren durch Tusche künstlich erzeugt worden, und die von Kammerer angegebene Zahl von Krötengenerationen, die er angeblich untersucht hatte, war so groß, dass er bereits als Schuljunge damit begonnen haben müsste. Es ist bis heute nicht geklärt, ob Kammerer als fanatischer Schwindler handelte, ein wohlmeinender Helfer die Präparate »korrigierte« oder sogar ein missgünstiger Konkurrent am Werk war, um ihn zu diskreditieren. Sechs Wochen nach Aufdeckung des Schwindels hat sich Kammerer am 23.9.1926 in Puchberg am Schneeberg erschossen.

Sandor Kocsis
Die Stürmerreihe der ungarischen Fußballnationalmannschaft war in den 50er-Jahren des 20. Jahrhunderts legendär: Puskas, Hidekuti, Kocsis. So wurden sie 1952 Olympiasieger und so verloren sie völlig überraschend 1954 in Bern das WM-Finale gegen Deutschland. Sandor Kocsis (1929–1979) verließ während des Aufstandes 1956 Ungarn und spielte danach beim FC Barcelona. Anschließend wurde er Trainer, erkrankte jedoch an einer

Arterienverengung an den Beinen, sodass ihm der linke Fuß amputiert werden musste. Später diagnostizierten die Ärzte auch noch Magenkrebs. Im Juli 1979 stürzte er sich aus dem vierten Stock eines Krankenhauses in Barcelona.

Conrad Schumann

Kaum jemand kennt den Namen jenes Unteroffiziers der Nationalen Volksarmee der DDR, Conrad Schumann (1942–1998), aber ein jeder kennt sein Bild: Er wurde weltberühmt, als er 1961 während des Mauerbaus in Berlin plötzlich über den Stacheldrahtverhau sprang und dabei fotografiert wurde, mit voller Montur und dem Stahlhelm auf dem Kopf. Das Bild ging als Symbol gegen die Teilung und für den Freiheitswillen der Ostdeutschen um die Welt. Es wurde das meistverkaufte Motiv des Museums am ehemaligen Checkpoint Charlie. Siebenunddreißig Jahre nach diesem Ereignis erhängte Conrad Schumann sich im Garten seines Hauses.

Jean Seberg

Im Alter von 17 Jahren spielte sie in einem Film von Otto Preminger die heilige Johanna von Orléans. Gemeinsam mit Jean-Paul Belmondo wurde Jean Seberg (1938–1979) mit »Außer Atem« ein Kino-Star. Ab 1968 war sie eine aktive Symphatisantin der Black-Panther-Bewegung in Amerika und kam dadurch mit dem FBI in Konflikt. Als sie ein Kind erwartete, setzte das FBI über eine Hollywood-Klatschkolumnistin das Gerücht in die Welt, einer der schwarzen Black-Panther-Führer sei der Vater. Seberg erlitt einen Nervenzusammenbruch und eine Fehlgeburt. Sie ließ das Kind in einem Glassarg aufbahren, damit jedermann die weiße Hautfarbe sehen konnte. Danach versuchte sie jedes Jahr, sich am Tag der Fehlgeburt umzubringen. Am 8. September 1979 fand man sie auf dem Rücksitz eines geparkten Autos – sie war bereits mindestens eine Woche tot.

Karl Lütgendorf

Der Berufsoffizier war von 1971 bis 1977 Verteidigungsminister in der österreichischen Bundesregierung. Wegen Beteiligung an Waffenexporten in das syrische Kriegsgebiet musste er zurücktreten und lebte danach als Privatier.

Am 9. Oktober 1981 fand man Karl Lütgendorf (geb. 1914) auf seinem Landgut zwischen Rax und Schneeberg tot auf. Sofort wurden wilde Gerüchte und Spekulationen laut, es handle sich um Mord. Tatsache ist, dass der Mann in seinem Geländewagen Lada Taiga um 13 Uhr vom Wohnhaus wegfuhr und bereits kurze Zeit später von seiner Gattin gesucht wurde. Diese entdeckte auch bald den Leichnam und alarmierte den Gemeindearzt, der zu Protokoll gab:

»...Karl Lütgendorf saß aufrecht auf dem Lenkersitz, der Kopf war vornüber geneigt und aus dem Mund und aus dem linken Ohr floss dunkles Blut. Die Hände lagen auf seinen Oberschenkeln und hielten einen Trommelrevolver umfasst. Der Nacken war stark aufgetrieben, aus dem Mund ragten Reste einer Zahnprothese, das Gesicht war entstellt und bläulich verfärbt. Die Körpertemperatur war warm, die Totenstarre war noch nicht eingetreten. Auf Grund der Beschaffenheit der Leiche dürfte der Tod um 13.00 bis 13.15 Uhr eingetreten sein...«

Selbstverständlich wurde der Leichnam über Auftrag des Kreisgerichtes Wiener Neustadt obduziert. Das Sektionsprotokoll schließt mit folgendem Gutachten:

»...Karl Lütgendorf ist infolge Schussbruches der oberen Halswirbelsäule mit Zertrümmerung des Rückenmarkes aus gewaltsamer Ursache gestorben. Nach dem Ergebnis der Leichenöffnung in Zusammenhang mit den weiteren Feststellungen (Sachverhaltsmappe) hat sich Lütgendorf die Schussverletzung nach Einführen der vorliegenden Tatwaffe in den Mund beigebracht. Der Einschuss fand sich im Bereiche der Rachenhinterwand, der anschließende Schusskanal verlief von hier ausgehend bis in die Nackenweichteile. Anteile des zersplitterten Projektils fanden sich in der Mundhöhle, insbesondere aber am Ende des Schusskanals. Die Schussverletzung hat einerseits zu einem Trümmerbruch des 1. und 2. Halswirbels mit vollständiger Zertrümmerung und Abquetschung des entsprechenden Anteiles vom Rückenmark, andererseits zu Brüchen des Gesichts- und Hirnschädels mit Gehirnquetschung, geführt. Verletzungsfolge ist die allgemeine Blutarmut der Organe, die Bluteinatmung in die Lunge sowie die mikroskopisch nachgewiesene geringe Fettembolie der Lunge.

Die Leichenöffnung ergab im Weiteren einen dem Lebensalter entsprechenden unauffälligen Organbefund...

Nach dem beiliegenden Befund des Institutes für Gerichtliche Medizin der Universität Wien war im Blut kein Alkohol nachzuweisen.

Die Schussverletzung hat ihrer allgemeinen Natur nach zum Tode geführt, dessen Eintritt auch bei sofortiger und sachgemäßer ärztlicher Hilfeleistung nicht hätte abgewendet werden können. In Würdigung aller Umstände des Falles handelt es sich um einen Selbstmord...«

Von den Verfechtern der Mordtheorie, übrigens alles medizinische Laien, wurde argumentiert, dass bei Selbstmord die Waffe durch den Rückstoß weggeschleudert sein müsste und der tote Lütgendorf den Revolver nicht in Händen gehalten hätte. Das ist eine falsche Schlussfolgerung. Die Tatwaffe war ein großkalibriger Revolver der Marke Smith & Wesson –. 357 Magnum. Um den Lauf in den Mund zu stecken muss man die Waffe umdrehen, wobei der Griff nach oben zeigt, und mit dem Daumen abziehen. Am Lenkersitz eines Lada Taiga ist es nicht sehr geräumig, sodass der Revolver am einfachsten mit beiden Händen vor der Brust gehalten wird und der Schütze den Kopf darüber beugt. Das Projektil trifft dann die Rachenhinterwand und das oberste Halsrückenmark. Der beim Abzugsbügel eingehakte

Daumen und die beiden das Griffende umfassenden Hände, die auf den Oberschenkeln abgestützt sind, verhindern, dass der Rückstoß die Waffe wegschleudert.

Im Jahr 1989 wurde der »Fall Lütgendorf« von Schießsachverständigen und Gerichtsmedizinern nachuntersucht und kein Anhaltspunkt gefunden, am Selbstmord zu zweifeln. Das Motiv bleibt allerdings ungeklärt und daher gedeihen die Spekulationen weiter.

Adalbert Stifter, der Selbstmörder, der keiner war

Der »Selbstmord« Adalbert Stifters durch einen Rasiermesser-Schnitt in den Hals wurde erst viele Jahre nach seinem Tod öffentlich. So oder ähnlich steht es in vielen Biografien und Lexikonartikeln. Die Selbstmordanschuldigung ist aber falsch.

Adalbert Stifter (1805–1868) war ein verbummelter Jusstudent ohne Abschluss, ein Privatlehrer und Maler, Naturwissenschaftler und Denkmalpfleger, später Schulinspektor und Hofrat. Mit seinen Natur- und Landschaftsbeschreibungen wurde er einer der größten Sprachkünstler deutscher Prosa. Er trank von Jugend an viel Alkohol. Aus einem Brief geht hervor, dass sein jährlicher Bedarf 8–10 Eimer Tischwein und etwa 60–80 Flaschen feineren Weines betragen hat – das sind etwa 620 Liter.

Eigentlich stimmen alle medizinischen Berichte überein, dass Stifter an einer Leberzirrhose gelitten hatte. Die alles entscheidende Frage ist aber: Hat Stifter Selbstmord begangen? Der vom Totenbeschauer Dr. Keinzelsberger ausgestellte »Todten-Beschau-Zettel« gibt als letzte Krankheit an »Zehrfieber nach Leberverhärtung«, der »Totenschein« des behandelnden Arztes Dr. Essenwein »Zehrfieber infolge chronischer Leberatrophie«. Das »Fieber« könnte eine aufgeflackerte Tuberkulose sein. Von einem Selbstmordversuch ist keine Rede, das kirchliche Begräbnis wurde anstandslos gestattet.

Bereits bei der Beerdigung soll jedoch das Gerücht des Selbstmordes umgegangen sein. Was war tatsächlich geschehen? Stifter, zum Skelett abgemagert, war schon über ein Monat bettlägerig, er hatte Fieber. In der Nacht vom 25. zum 26. Januar 1868 fügte er sich mit einem Rasiermesser eine stark blutende Wunde am Hals zu. Daraus wurde in den Erzählungen der Menschen »eine blutstarrende Wunde«, ja sogar, dass das »zum Teil abgetrennte Haupt« vor Abnahme der Totenmaske abgestützt werden musste, wurde kolportiert. Der behandelnde Arzt, Dr. Essenwein, stellte jedoch klar: »Ich bin um 1 Uhr in der Nacht gerufen worden, habe die aufgeschnittene Hautstelle zusammengenäht und die Blutung gestillt. Der Schnitt war an und für sich nicht tödlich, aber der Tod war auch ohne diese im Anzuge und auch ohne diese Ungeduld von Seite des Kranken wäre der Tod bald erfolgt.«

Wenn eine Schnittverletzung am Hals ein oder mehrere große Blutgefäße eröffnet, tritt der Tod innerhalb weniger Minuten ein. Es kann also nur eine seichte Schnittwunde gewesen sein, denn Stifter lebte noch zwei Tage. Man weiß aber, dass Patienten im Endstadium einer Leberzirrhose zum einen häufig die Orientierung verlieren und zum anderen oft aggressive Handlungen setzen. Das Ereignis der Schnittverletzung passt genau ins Bild. Die Blutung war sicherlich schwer zu stillen, denn bei einer Leberzirrhose ist die Blutgerinnungsfähigkeit gestört. Wir können also mit an Sicherheit grenzender Wahrscheinlichkeit annehmen, dass die Schnittverletzung im Stadium des Leberversagens als eine nicht mit klarem Bewusstsein gesetzte Handlung erfolgt ist. Selbstverständlich werden die Angehörigen versucht haben, den Zwischenfall mit dem Rasiermesser zu vertuschen, um eine Legendenbildung auszuschalten. Es ist aber auch nicht verwunderlich, dass genau das Gegenteil erreicht wurde.

Was ist nun gesichert? Zweifelsfrei die Leberzirrhose nach entsprechendem Alkoholabusus und der Tod durch Leberversagen. Den letzten Anstoß dafür ergab der Blutverlust durch die

Schnittwunde am Hals, welche für sich allein nicht tödlich war. Alles zusammen genommen, handelte es sich um geläufige Komplikationen einer schweren Leberkrankheit. Aber wie schrieb Hans Weigel (1908–1991) so richtig: »Stifter ist auch ohne interessanten Tod interessant genug.«

Onkel Alf und Nichte Geli

Der Schuss ins Herz ging daneben

Das kommt davon, wenn es keine kriminalistische Untersuchung und keinen gerichtsmedizinischen Obduktionsbefund gibt. Dann entstehen Gerüchte und Legenden, vor allem bei Personen des öffentlichen Interesses. Einen besonderen Anziehungspunkt gewinnt eine solche Geschichte dann, wenn zwei Aspekte zusammenkommen: *sex and crime*.

Es geschah am Samstag, den 19. September 1931, in München, Prinzregentenplatz 16. Die 23-jährige Geli (Angela) Raubal wurde in ihrem Zimmer in der Wohnung des nationalsozialistischen Politikers Adolf Hitler erschossen aufgefunden. Sie war die Tochter seiner Halbschwester (aus des Vaters zweiter Ehe) und nannte ihn »Onkel Alf«. Das Verhältnis der beiden zueinander ist bis in die Gegenwart durch wüste Spekulationen dramatisiert worden. Im offiziellen Polizeibericht steht: »Die Leiche lag in dem Zimmer mit dem Gesicht auf dem Boden vor dem Sofa, auf dem sich eine Waltherpistole 6,35 mm befand. Polizei-Arzt Dr. Müller stellte fest, dass der Tod durch einen Lungenschuss, und zwar der Totenstarre nach schon vor mehreren Stunden, eingetreten war. Es handelte sich um einen Nahschuss, der im Ausschnitt des Kleides unmittelbar auf der Haut angesetzt und oberhalb des jedenfalls nicht getroffenen Herzens eingedrungen war; das Geschoss war nicht aus dem Körper ausgetreten, aber auf der linken Rückenseite etwas über Hüfthöhe unter der Haut fühlbar.«

Es kommt sehr häufig vor, dass ein in Anatomie ungeübter Selbstmörder bei Schuss und Stich das Herz verfehlt.

Laut Dr. Müller hat Geli am 18. September um ca. 17 Uhr ihrem Leben ein Ende gesetzt. Weil das Geschoss ihr Herz nicht getroffen und nur die Lunge verletzt hat, ist sie wahrscheinlich an Lungenblutungen erstickt. Die Polizei fand im Zimmer keinen Abschiedsbrief, nur ein angefangenes Schreiben an eine Wiener Freundin.

Nach dem Befund des Polizeiarztes lag eindeutig Selbstmord vor. Eine gerichtliche Autopsie der Leiche fand nicht statt. Einflussreiche Freunde der Hitlerbewegung verhinderten dies.

Die den Nationalsozialisten feindlich gesinnte sozialdemokratische Zeitung »Münchner Post« wusste Details. Unter dem Titel »*Eine rätselhafte Affäre: Selbstmord von Hitlers Nichte*« war zu lesen:

»... Am Freitag, dem 18. September, gab es wiederum einen heftigen Streit zwischen Herrn Hitler und seiner Nichte. Was war der Grund? Die lebhafte 23-jährige Musikstudentin Geli wollte nach Wien fahren. Sie wollte sich verloben. Hitler war strengstens dagegen. Die beiden hatten ständige Auseinandersetzungen darüber. Nach einer heftigen Szene verließ Hitler seine Wohnung. Am Samstag wurde berichtet, dass Fräulein Geli erschossen in der Wohnung aufgefunden wurde. Sie hatte Hitlers Pistole in der Hand. Die Nase der Toten war gebrochen. Und die Leiche wies andere schwere Verletzungen.« Daraufhin veranlasste die Staatsanwaltschaft den Dr. Müller zur Präzisierung seines Befundes: »Im Gesicht, besonders an der Nase waren keine Verletzungen, verbunden mit irgendwelcher Blutung, feststellbar. Im Gesicht fanden sich lediglich ausgeprägte dunkel-livide Totenflecke, die davon herrührten, dass Raubal mit dem Gesicht zu Boden verschied und in dieser Lage 17–18 Stunden liegen blieb. Dass die Nasenspitze leicht platt gedrückt war, ist lediglich eine Folge dieses stundenlangen Aufliegens des Gesichts am Boden ...«

Obwohl die Polizei Fremdverschulden ausschloss, entstanden jene Klatsch-Versionen, die an den Stammtischen, aber auch in Geschichtsbüchern immer wieder aufgewärmt wurden: Hitler als Mörder in einem Wutanfall, SS-Männer als Killer, um eine für die Partei brenzlige Situation zu bereinigen. Geli als Geschwängerte, wahlweise von Hitler, einem jüdischen Musiklehrer oder einem Linzer Maler.

Die Mutter, Angela Raubal, ließ die Leiche Gelis nach Wien überführen. Das Begräbnis fand am Nachmittag des 23. September 1931 auf dem Wiener Zentralfriedhof statt. Geli wurde in der Notgruft Linke Arkade Nr. 9 gegenüber der Karl-Lueger-Gedächtniskirche beigesetzt. Bei einer Notgruft handelt es sich um eine Grabstelle der Stadt Wien, die für die zwischenzeitliche Beisetzung von Verstorbenen auf bestimmte Zeit gemietet werden kann, falls das endgültige Grab noch nicht zur Verfügung steht. Hitler hielt es nämlich nicht für notwendig, für die geliebte Geli eine Grabstätte anzukaufen oder einen Grabstein errichten zu lassen. So blieb der Sarg mit den sterblichen Überresten der Angela Raubal in der Notgruft der Gemeinde Wien. Zunächst schickte man noch das Entgelt für die Benutzung des Provisoriums. Ab Januar 1938 stellte man sogar das ein.

Am 11. März 1946 wurde Geli dann »bestimmungsgerecht« aus der Notgruft exhumiert und in einem Reihengrab bestattet. Mit 31. Dezember 1966 wurde diese Grabanlage aufgelassen. Heute ist dort eine Grünfläche.

Wer war Geli Raubal?

Dr. Ernst Hanfstaengl, damals Auslandspressechef der NSDAP und dem engeren Kreis um Hitler angehörend, schrieb:

»...Während Geli, inzwischen zu einer etwas mollig geratenen Zweiundzwanzigjährigen herangewachsen, nach München übersiedelt war, um, wie es hieß, an der Universität Vorlesungen zu hören. Mit welchem Themenkreis sich die von Geli belegten Vorlesungen beschäftigten, habe ich schon damals nie in Erfahrung gebracht, da ich die Version eines ernsthaften Studiums von vornherein als wenig glaubwürdig empfand. Schließlich hatte ich ja Fräulein Raubal bereits um die Wende 1923/24 in Wien als junges Mädchen kennen gelernt, das nicht den Eindruck machte, als könne ihr Intelligenzquotient noch wesentlich gesteigert werden.

So wenig anspruchsvoll sie sich in der Wahl ihrer Verehrer zeigte, so gering entwickelt war auch ihre Zurückhaltung in der Gewährung entsprechender Gunstbeweise. Obwohl Emil Maurice, Hitlers Chauffeur und Leibwächter, sich des Vorzugs rühmen konnte, ihr ständiger Liebhaber zu sein, ging Geli anderen Männerbekanntschaften keineswegs aus dem Wege, sobald sich ihre offenbar rege entwickelte sinnliche Präsenz angesprochen fühlte. Das führte begreiflicherweise gelegentlich zu recht ungemütlichen Situationen. Weitaus bedenklicher erschien mir ihr gelegentlich zu beobachtendes kaltschnäuziges – um nicht zu sagen – feindseliges Verhalten Hitler gegenüber in der Öffentlichkeit, das ich mir nur mit einer wachsenden Antipathie gegen die ihr von ihrem Onkel aufgenötigte Partnerschaft erklären konnte. Und dass es hierfür bereits eine gewisse Bestätigung gab, bewies eine sehr bezeichnende Äußerung von ihr: ›Mein Onkel ist ein Ungeheuer. Kein Mensch kann sich vorstellen, was er mir zumutet.‹

Das war nun allerdings alles andere als eine erfreuliche Wendung in dem seltsam gelagerten Verhältnis dieser beiden Menschen zueinander.

Ein aufschlussreiches Zeugnis für die abnorme Form von Hitlers Bindung an Geli erhielt ich bei einer Zufallsbegegnung mit Franz Xaver Schwarz, dem Schatzmeister der Partei. Er kam, wie er sagte, gerade von einem Erpresser, den er im Auftrag Hitlers habe aufsuchen müssen, um ihm eine Mappe mit pornografischen Zeichnungen abzukaufen. ›Pornografische Zeichnungen?‹, fragte ich verwundert. ›Ein seltsamer Geschmack, muss ich sagen. Und warum hat Hitler gerade Sie mit einer so fragwürdigen Mission betraut?‹ ›Das ist es ja‹, knurrte Schwarz. ›Die Zeichnungen sind Hitlers ureigenstes Produkt und zeigen Fräulein Raubal in Stellungen und Detailstudien, wie sie jedes Berufsmodell ablehnen würde.‹ ›Aber wie konnten derart verfängliche Dinge überhaupt in fremde Hände geraten?‹ Schwarz hob die Achseln. ›Was weiß ich? Vermutlich hat man sie aus Hitlers Auto gestohlen und wusste, wer sie verfertigt hat – und von wem. Jedenfalls hat sich der Diebstahl für den Erpresser finanziell gelohnt, das dürfen Sie mir glauben.‹«

Tatsächlich existieren Aktzeichnungen Hitlers von Geli. Die im offiziellen Werkverzeichnis abgebildeten Studien haben jedoch keinerlei pornografischen Charakter.

Bei Schilderung der Ereignisse nach einem Theaterbesuch wird Hanfstaengl sehr deutlich: »... Auf dem Nachhauseweg kam Hitler wieder auf politische Fragen zu sprechen, wobei er gelegentlich die eine oder andere Drohung an die Adresse seiner Gegner mit einem pfeifenden Durchzieher seiner Hundepeitsche unterstrich, die er, wie üblich, auch an diesem Abend bei sich trug. Zufällig geriet dabei Gelis Gesicht in den Lichtschein einer Straßenlaterne, und ich gewahrte mit einigem Erschrecken den Ausdruck von Angst und Ekel, der beim Lautwerden dieses pfeifenden Geräusches ihr Gesicht verzerrte. Ich mochte den Gedanken, der mich bei diesem Anblick befiel, nicht zu Ende denken...«

Letztendlich erzählt Hanfstaengl noch eine Insider-Information:

»... Ergänzend hierzu hörte ich dann im Frühjahr 1937 von der geschiedenen Frau von Hitlers Halbbruder Alois folgende angeblich familieninterne Version für Gelis Selbstmord: Die von vielen Seiten bestätigte erregte Auseinandersetzung zwischen Hitler und seiner Nichte am Vormittag des 18. September sei durch die Mitteilung Gelis ausgelöst worden, dass sie nach Wien fahren wolle, um dort ihr Gesangsstudium fortzusetzen. Dieser Absicht habe sich Hitler jedoch derart entschieden und inquisitorisch widersetzt, dass Geli schließlich alle Scheu und Vorsicht vergessen und ihm gestanden habe, schwanger zu sein, und zwar von einem jüdischen Maler und Zeichenlehrer aus Linz, den sie zu heiraten gedenke. Das Weitere könne man sich denken: Hochgradige Empörung Hitlers über diese ihm und der Partei angetanen ›Rassenschande‹, eine vernichtende Strafpredigt, möglicherweise auch Tätlichkeiten. Fazit: Um sich dieser Doppelfolter zu entziehen, sei Geli nur noch der Freitod als Fluchtweg übrig geblieben...«

Sex und Leberknödel

Hanfstaengel hat auch zu diesem Thema Informationen aus erster Hand bereit:

»Und die keineswegs geringe Anzahl von gut aussehenden Frauen, denen Hitler gelegentlich mit Anreden wie ›Mein Prinzesschen‹ oder ›Meine kleine Gräfin‹ oder gar mit unverhüllten Liebeserklärungen den Hof machte – ich wüsste auch nicht von einem einzigen, tatsächlich stattgefundenen oder vielleicht nur vermuteten Tête-à-tête mit Hitler zu berichten, über das die Beteiligten sich anders geäußert hätten als mit einem Achselzucken, einem Kopfschütteln oder mit einem hoffnungslosen Blick gen Himmel...«

Was Geli betrifft, so ist bis heute die Frage ungelöst: »Hat er, oder hat er nicht?« Die Mehrzahl der Biografen vermutet, er hat. Die Mehrzahl der Parteigenossen aus der engeren Umgebung sah dies anders: »Hitler ist nur Genie und Körper. Diesen Körper kasteit er, dass es unsereinen jammern kann. Er raucht nicht, er trinkt nicht, er isst fast nur Grünzeug, er fasst keine Frauen an.«

Weitgehend gesichert scheint zu sein, dass Hitler unmittelbar nach dem Tode seiner Nichte völlig aufhörte, Fleisch zu essen. Dies jedoch mit einer Ausnahme: Hitler aß immer, wenn er bei den Wagner-Festspielen im Hause »Wahnfried« wohnte, Leberknödel, weil sie von der dortigen Köchin so hervorragend zubereitet wurden. Auf dem Obersalzberg hat er die von seiner Schwester zubereiteten Leberknödel ebenfalls gegessen. »Ich glaube, das ist der einzige Kompromiss, den meine allen Kompromissen abgeneigte Natur zulässt.«

Ilse, die Ehefrau von Rudolf Heß soll wenige Tage nach dem Tod Gelis ausgerufen haben: »Plötzlich! Er aß vorher Fleisch. Es ist schwer zu verstehen oder zu erklären.« Hitler war Vegetarier geworden.

Wie sehr die Geschichte um Geli Raubal einem Märchen gleicht, soll eine letzte Anekdote verdeutlichen.

Als Erklärung für das plötzliche Umschwenken zum Vegetarier wurde kolportiert: Nach der Überbringung der Todesnachricht an Hitler, der auf dem Wege nach Nürnberg war, kehrte dieser sofort nach München zurück und erreichte, was völlig gegen jede ärztliche Übung war, seine Teilnahme an der Obduktion der Nichte. Er war also zugegen, als der Frauenkörper geöffnet und untersucht wurde. Selbst wenn er aus dem Kriege den Anblick von Blut und zerfetzten Menschen gewohnt war, musste er hier doch ganz besonders berührt gewesen sein.

Dies wäre eine plausible Erklärung für Hitlers Vegetarismus. Nur stimmt sie nicht, da keine Obduktion stattfand. In den erhalten gebliebenen Journalbüchern des Institutes für Gerichtliche Medizin in München aus den Jahren 1930–1935 ist der Name »Geli Raubal« nicht angeführt.

Die Geschichte als solche wäre doch zu schön gewesen: Zuerst Sex mit der Nichte, dann Leberknödel allein.

Ein unrichtiges Totenbeschauprotokoll aus Staatsräson

Es gibt kaum einen Fall der Kriminalgeschichte, bei dem von allerhöchster, offizieller Seite so viel vertuscht und verschleiert wurde wie beim Doppelselbstmord von Kronprinz Rudolf und Mary Vetsera am 30. Januar 1889 in Mayerling. Vor allem musste das Mädchen weg, es durfte offiziell keine Verbindung zwischen den beiden geben. Das Verfahren der kaiserlichen Behörden mit dem zweiten Leichnam in Mayerling war dermaßen makaber und grotesk, dass wir es heute kaum begreifen können. Am 31. Januar ließ der Ministerpräsident Graf Taaffe den Polizeipräsidenten, Baron Krauß, zu sich kommen. Krauß schrieb darüber in seine Hand-Akte: »Er sagte mir, ich solle mich zum Grafen Bombelles* begeben und mit ihm besprechen, in welcher Weise die Entfernung der Leiche der Vetsera und deren Beerdigung in Heiligenkreuz stattzufinden hat. Es sei nämlich keine Vergiftung erfolgt, sondern es habe wahrscheinlich der Kronprinz zuerst die Vetsera und dann sich selbst erschossen...« Um die zivilen Behörden auszuschalten, hatte der Hof erklärt, dass das Schloss Mayerling in kaiserlichem Besitz und damit exterritorial sei, und der Leibarzt des Kronprinzen, Dr. Franz Auchenthaler, wurde beauftragt, einen Selbstmord Marys zu bestätigen. Dieser Dr. Auchenthaler verfasste auftragsgemäß ein Totenbeschauprotokoll, das nicht der Wahrheit entsprach:

---

* Rudolfs Obersthofmeister

... Am 30. Jänner 1889 morgens wurde im Gemeindegebiet Mayerling ein weiblicher Leichnam aufgefunden. Der Herr Leibarzt Dr. Franz Auchenthaler constatirt zweifellos Selbstmord mittels Schusswaffe.

»An dem linken Stirnwandbeine befindet sich ein 5 cm langer, 3 cm breiter lappiger Substanzverlust der Haut, in dessen Umgebung die Haare versengt sind; es ist dies also die Eintrittsöffnung des Projektils. Der Schusskanal geht quer durch das Gehirn und endet 2 cm ober dem äußeren rechten Gehörgang, hier eine schmale kantige Ausschussöffnung bildend. Die Knochen um Ein- und Ausschuss sind ringsherum zersplittert, ebenso auch die Schädeldecke. Sonst ist keine Verletzung wahrzunehmen. Die Verletzung ist absolut tödlich und musste der Tod augenblicklich eingetreten sein. Am Rücken und an den unteren Extremitäten befinden sich zahlreiche Totenflecken. ... «

Die Tote wurde, so weit es infolge der Leichenstarre ging, bekleidet und man setzte ihr sogar einen Hut auf. Sie wurde aufrecht sitzend zwischen ihren Onkeln in einen Fiaker platziert; damit sie nicht umkippte, steckte man ihr einen Stock ins Kleid. Dies sollte den Anschein erwecken, als ob eine lebende Dame abreise. Es ist allerdings völlig unverständlich, wen man damit täuschen wollte, denn außer der Hof-Kommission und dem Schlossverwalter war niemand anwesend, und die wussten alle Bescheid. In der Nacht zum 1. Februar wurde der Leichnam Marys auf diese Weise auf den Friedhof von Heiligenkreuz transportiert.

Am 1. Februar wurde Mary in einem Holzsarg in der ›Selbstmörderecke‹ des Friedhofes provisorisch beerdigt. Der Polizeikommissar Johann Habrda meldete in einem berühmt gewordenen Telegramm den Vollzug mit den Worten: »Alles abgethan.« Die mündliche Überlieferung der Wiener Medizingeschichte spricht von einem Verwandtschaftsverhältnis zwischen Habrda und dem später so bedeutenden Albin Haberda. Dies ist allerdings dokumentarisch nicht bewiesen.

Die geheimnisvolle Welt der Gifte

Warum ist der Giftmord so beliebt?

Die Vergiftung ist eine besondere Art des Tötens. Keine Gewaltanwendung, keine direkte Konfrontation mit dem Opfer ist notwendig. Es ist auch keine Gegenwehr zu befürchten. Dafür bedarf es jedoch genauerer Vorbereitung und Kalkulation, eine Vergiftung im Affekt kommt praktisch nicht vor. Im Gegenteil, man muss bedachtsam und schlau vorgehen, über ein gewisses Spezialwissen verfügen und Zugriff zu Giften haben.

Der Giftanschlag war in der Menschheitsgeschichte die ideale Möglichkeit, um jene zu treffen, denen man anders nicht beikommen konnte. Fürsten, Könige, Kaiser, Päpste, Feldherrn und Politiker wurden durch Gift getötet – jahrhundertelang blieben diese Fälle meist ungesühnt, da die Wissenschaft nicht imstande war, die Gifte exakt nachzuweisen. Eine Laboratoriumschemie entstand nämlich erst im 19. Jahrhundert.

Jede Epoche der Geschichte hatte bevorzugte Gifte und bestimmte Typen der Vergifter.

In der klassischen Antike traten zuerst Frauen als Giftmischerinnen auf. Die bekanntesten Namen, Medea und Kirke, waren Sagengestalten aus der griechischen Mythologie. *Pharmakides* nannte man sie, also Zauberinnen, wie auch Giftmischerinnen, denn sie waren Kennerinnen von tod- und heilbringenden Pflanzen.

Mandragora, die geheimnisvolle Alraunewurzel, Belladonna, die Tollkirsche, und Scopolia, das Bilsenkraut, wurden zur Erzeugung von Sinnestäuschungen und Schlaf benutzt. Kirke konnte durch ihre Giftsäfte Menschen in Tiere verwandeln, d. h. sie glauben machen, dass sie solche seien. Diese Halluzination ist bekanntlich den Gefährten des Odysseus passiert. Medea schläferte einen Drachen ein, den Hüter des Goldenen Vlies, betäubte den König Pelias und imprägnierte aus Eifersucht und Rache das Hochzeitskleid der Kreusa, die ihr den Jason abspenstig gemacht hatte. Von heftigsten Qualen einer Hautentzündung gepeinigt, starb Kreusa, und Medea ging als hoch begabte Vergifterin in die Sagengeschichte ein. Sicherlich liegen diesen mythischen Überlieferungen Erfahrungstatsachen zugrunde. Die Menschen der alten Hochkulturen kannten Gifte und Gegengifte, Heilmittel und schädigende Substanzen, vor allem auch fruchtabtreibende Mittel. Das gilt für die Griechen und Römer, die Völker Kleinasiens und den gesamten Orient. Es war eine Überlieferungswissenschaft, die sich herausbildete, meist ängstlich in Familien und Berufskasten gehütet. Frauen wurden zu Hexen oder Hebammen, Männer zu Ärzten oder Priestern. Für all diese Leute war es wichtig, Mittel zur Beeinflussung sowohl des Körpers wie auch der Psyche zu besitzen.

Um Gifte auf ihre Wirkung zu prüfen sind sicherlich auch direkte Versuche angestellt worden. Kaiser Nero ließ Gifte an Tieren erproben, Kleopatra zog gleich Menschenversuche vor. Überhaupt war dieselbe in der Giftzubereitung sehr einfallsreich. Marcus Antonius, ihr letzter Geliebter, der sich jedoch vor ihren Giftkünsten fürchtete und nichts bei ihr aß, was nicht ein Vorkoster zuvor als unbedenklich festgestellt hatte, wurde einmal bei einem Gelage aufgefordert, die Blumen ihres Haarkranzes in Wein zu sich zu nehmen. Schon setzte er den Trank an die Lippen, als er von ihr selbst zurückgehalten wurde. Die Blüten waren an den Spitzen vergiftet. Kleopatra wollte Marc Anton dadurch beweisen, dass sie ihn trotz Vorkosters vergiften könne. Ein aus dem Gefängnis herbeigeholter Mann musste den Wein trinken und starb danach.

Tierversuche bildeten den Anfang eines objektiven Giftnachweises, etwa in einem Strafverfahren. Durch viele Jahrhunderte ließen die Richter in angeblichen Vergiftungsfällen mit sichergestellten Überresten als Beweismittel Versuche an Hunden vornehmen. Eng mit Giften und Vergiftungen in Zusammenhang steht der kirchliche Hexenwahn zwischen dem 13. und 17. Jahrhundert. Man argumentierte so: Hexe ist eine Frau, die Gott und der Religion abgeschworen und sich dem Teufel ergeben hat; von diesem wird sie unterrichtet, wie sie mit Zauberworten, Kräutern und anderen Dingen Unheil stiften und Menschen, Vieh, Äckern und Früchten beträchtlichen Schaden zufügen könnte. Daher ist sie zu bestrafen und zu töten.

Als Papst Innozenz VIII. noch Nuntius in Deutschland war, vernahm er viele Klagen über die große Zahl von Hexen, Zauberern und Ketzern. Kaum Papst geworden, erließ er am 5. Dezember 1484 eine Bulle, um diesem Übel entgegenzutreten.

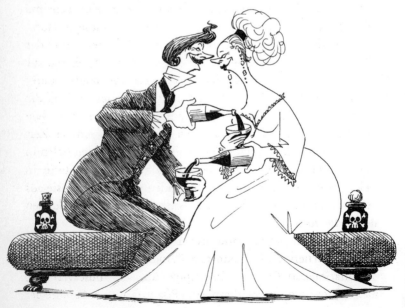

Darin hieß es, ihm sei zu Ohren gekommen, »dass viele Menschen männlichen und weiblichen Geschlechtes sich fänden, die sich mit dem Teufel fleischlich vermischten, durch Zauberei die Weiber unfruchtbar machten, die Geburten vereitelten, Kinder abtrieben, die Früchte der Erden, Weinberge, Bäume, Felder... verdürben, Getreide und Hülsenfrüchte vernichteten, Menschen und Vieh behexten, ihnen unsägliche Schmerzen verursachten, die Männer unfähig machten Kinder zu zeugen usw.« Deshalb setzte er zwei Dominikaner zu Inquisitoren ein, die mit unumschränkter Gewalt die Zauberei auszutilgen hatten.

Allein im Kurfürstentum Trier sollen durch die Dominikaner in wenigen Jahren 6500 Männer und Frauen auf dem Scheiterhaufen ihr Ende gefunden haben. Die Tötung von unschuldigen Menschen durch die katholische Kirche nahm gigantische Ausmaße an.

Ein besonderes Kuriosum waren die berüchtigten Hexensalben im ausgehenden Mittelalter. Damals kam eine geheime Salbe in Gebrauch, mit welcher sich diejenigen schmieren mussten, die »dem Teufel beiwohnen« wollten. Neugierde und der Wunsch, vom Teufel irdische Vorteile zu erlangen, reizten zur Anwendung. Die Salbe schmierte man so tief wie möglich unter den Armen, in den Mastdarm und wahrscheinlich auch in die Scheide ein. Dann wartete man, mit einem Besenstiel zwischen den Beinen, auf das, was kommen sollte. Nach einiger Zeit stellte sich die Wirkung der Salbe ein. Die Individuen fielen in eine Art von Betäubung und Schlaf mit verwirrter Fantasie, in welcher sie alles sahen und zu empfinden glaubten, was sie aus den Erzählungen anderer wussten. Nach einigen Stunden kamen sie wieder zu sich.

Es gibt eine Reihe narkotischer Pflanzenstoffe, die solche Wirkungen hervorrufen können, z. B. indischer Hanf (Haschisch und Marihuana), Opium, Fliegenpilz (Amanita muscaria) u. a. mehr. Ganz besonders wirksam sind Pflanzen aus der Familie der

Nachtschattengewächse, vor allem, wie schon erwähnt, das Bilsenkraut und die Tollkirsche. Sobald von einer geeigneten Körperstelle her dem Atropin und den anderen toxischen Alkaloiden der Eintritt in die Blutbahn gelingt – und vom Mastdarm aus gelingt dies besonders leicht – dann rufen sie mehr oder minder lange anhaltende Sinnestäuschungen mannigfaltiger Art hervor.

Es ist selbstverständlich, dass durch ungeeignete Dosierung oft auch tödliche Vergiftungen entstanden sein müssen. Daraus entwickelten sich die differenzierte Kenntnis der Giftwirkungen, die Dosierungsvorschriften und – das Schwierigste von allen – die Grenzziehung zwischen Gift und Medikament.

Neben dem Wissen über Gifte bestand ja auch Unwissenheit bzw. Aberglaube darüber. Eine solche törichte Meinung war, dass der gepulverte Diamant durch seine Härte Menschen töten könne, denn dieser Stein habe die Möglichkeit, die Eingeweide zu zerreißen. In Wahrheit kann gepulverter Diamant ebenso wie pulverisiertes Glas ohne Schaden verschluckt werden – es passiert gar nichts, das Ganze marschiert durch.

Ein christlicher Aberglaube mit entsetzlichen Folgen war die europaweit verbreitete Lügengeschichte der angeblichen Brunnenvergiftung durch die Juden, die »*ruchlosen Gottesmörder*«. In diesem Zusammenhang kam es zu schlimmen Anschuldigungen und mörderischen Pogromen. Fantasievolle biologische Szenarien wurden erfunden: Sehr beliebt war die Behauptung, die Juden hätten die Aussätzigen, d. h. die Leprakranken, bestochen, die Brunnen zu vergiften. Sie hätten etwas von deren aussätzigen Harn und Blut genommen, zu Teig geknetet und kleine Kugeln daraus geformt, die, mit Steinen beschwert, in den Brunnen geworfen wurden. Und dann wurde behauptet, dass viele, die davon tranken, an Aussatz oder, je nachdem, an der Pest erkrankt seien.

Was dann zu geschehen hatte, war klar. Die braven Christenmenschen verbrannten die Juden scharenweise und die Aussätzigen gleich dazu. Ihr Hab und Gut wurde eingezogen, denn das schien der wahre Hintergrund dieser Massenmorde zu sein. Dem Bedarf an materiellem Vermögen auf Seiten von Herrschern und Regierungen ist ja bekanntlich keine Grenze gesetzt. Sie borgten von den Juden, und wenn sie diese dann töten ließen, waren sie ihre Schulden los. Stumpfsinnige Roheit, neidische Habsucht und organisierte Lüge waren und sind die Beweggründe, um Andersgläubige und Andersdenkende zu verfolgen. Es ist bestimmt nicht das oft strapazierte gesunde Volksempfinden, es ist vielmehr der geschürte Volkswahnsinn, der hier ins Spiel kommt.

Für alle Nichtmediziner sei betont, dass es absolut unmöglich ist, Pest und Lepra auf die genannte Weise zu übertragen. Aber es nützte schon damals nichts, auf das Nächstliegende hinzuweisen, nämlich dass die Juden das gleiche Wasser wie die Christen tränken und doch wohl nicht ihr eigenes Leben gefährden würden.

Kehren wir jedoch zur kriminellen Vergiftung von Einzelpersonen zurück. Schon früh erkannten die Menschen, dass eine langsam sich abspielende chronische Vergiftung viel weniger Aufmerksamkeit erregt als das akute, jäh stattfindende Ereignis. Je ähnlicher die Vergiftungssymptome einer natürlichen Krankheit sind, desto seltener wird eine Vergiftung entlarvt.

So hat Franz Theodor v. Brücke (1908–1970), Pharmakologe und Toxikologe an der Wiener Universität, uns junge Medizinstudenten darauf aufmerksam gemacht, dass der günstigste Zeitpunkt, etwa für einen Giftanschlag mit Arsen, dann gekommen ist, wenn gerade eine kleine Brechdurchfallepidemie umgeht. Da die Arsenvergiftung die gleichen Symptome zeigt, würde der Todesfall eines älteren Menschen kaum Argwohn erregen. Natürlich wussten dies auch die Giftmischer früherer Zeiten, und sie hatten deshalb in den Epochen, als noch Ruhr und Cholera wüteten, mit einer »eingestreuten« Arsenvergiftung recht leichtes Spiel.

Um ein chronisches natürliches Leiden vorzutäuschen ist dagegen notwendig, Gift und Giftdosis so zu wählen, dass im Ablauf der Erkrankung nichts Extravagantes auffällt. Eingeweihte besaßen darin zu allen Zeiten eine gewisse Geschicklichkeit und hatten auch Erfolg damit. Sie benutzten hauptsächlich zwei der hierfür am besten geeigneten Stoffe, das Blei und das Arsen. Jedes von ihnen kann ein sich langsam steigerndes Siechtum mit Aussicht auf tödlichen Ausgang hervorrufen. Ja, es hieß sogar, manche könnten voraussagen, in welcher Zeit und selbst an welchem Tag ein bestimmtes Gift seine Wirkung tun und Krankheit oder Tod herbeiführen würde. Selbstverständlich gibt es solche *Termingifte,* »*venena ad tempus*« nicht, allein schon deshalb, weil jeder Organismus individuell reagiert.

Ich erinnere mich, dass der Wiener Gerichtsmediziner Albin Haberda mit seinem charakteristischen galizisch-tschechisch gemischten Dialekt eindrucksvoll und laut in der Vorlesung zu formulieren pflegte: »Arsenik ist dar Kenig dar Gifte!«* Und er hatte recht: Seit Aristoteles (384–322 v. Chr.) haben wir schriftliche Zeugnisse über die Giftwirkung des Arsen. Die Kenntnisse stammten wahrscheinlich aus Asien und gelangten mit den Feldzügen Alexander des Großen (gest. 323 v. Chr.) nach Europa. Hier erlangte das Arsen seinen unrühmlichen Ruf als »*Gift der Gifte*«. Die Beliebtheit des Arsen, das nun über 2000 Jahre in Gebrauch steht, hatte praktische Gründe. Bereits Mengen ab 0,1 Gramm sind für Erwachsene tödlich, und vor allem ist das Gift geruch- und geschmacklos. Es lässt sich überdies leicht verabreichen.

Einen Höhenflug erlebte das Arsen im Italien der Renaissance, als offizielle Preislisten zirkulierten, in denen die Vergiftung herausragender Persönlichkeiten bei garantiert prompter und sorgfältiger Erledigung zu festen Sätzen angeboten wurde. Für die Vergiftung eines Sultans wurden beispielsweise 500 Dukaten gefordert. Päpste waren billiger, ihre Beseitigung kostete

---

* »Arsen ist der König der Gifte!«

nur 100 Dukaten. Auch das berüchtigte Gift der Borgia, *Cantarella* enthielt eine Arsenverbindung. Mit diesem Gift wüteten Papst Alexander VI. und sein Sohn Cesare.

Im 17. Jahrhundert erlangte die *Aqua Tofana* Berühmtheit. Begonnen hat dies mit einer Sizilianerin, die sich Teofania di Adamo nannte und in Palermo eine Giftmischerwerkstätte betrieb. Sie verkaufte eine wässerige Arsenlösung und das Geschäft florierte. Als ihre Machenschaften aufflogen, wurde sie hingerichtet und zwei Nachfolgerinnen übernahmen ihren Betrieb. Diese spezialisierten sich bald auf den Versandhandel: Unter dem Namen *Manna von Sankt Nikolaus aus Bari* konnte man kleine, flache Glasfläschchen bestellen, geschmückt mit dem Bildnis des heiligen Nikolaus, und gefüllt angeblich mit wundertätigem Öl aus dem Grab des Heiligen. Tatsächlich enthielten die Fläschchen eine Arsentinktur. Die Zollbeamten ließen sich von der Tarnung täuschen und das Gift konnte über weite Strecken verschickt werden.

Die *Aqua Tofana* erzeugte die typischen Arsensymptome: In der akuten Form Durchfall, Bewusstlosigkeit und Krämpfe, in der chronischen Form Abmagerung, Kraftlosigkeit und Fieber. Obwohl Arsenzubereitungen ein recht starkes Gift sind, werden Verdünnungen bis heute in der Homöopathie genutzt. Übrigens verabreichen auch Rosstäuscher ihren heruntergekommenen Gäulen vor dem Verkauf Arsenik, um so für wenige Stunden einen feurigen Blick, glattes Haar und ein volleres Aussehen der Tiere zu erreichen.

Blei ist kriminalgeschichtlich bei weitem nicht so bedeutend wie Arsen. Historisch interessant war die »*poudre de succession*«, das beliebte »*Erbschaftspulver*«, ein pulverisiertes Gemisch von Blei- und Arsenpräparationen. Es wirkte nicht rasch, sondern raubte unter dem Erscheinungsbild zunehmender Auszehrung und Blutarmut sukzessive die Gesundheit, täuschte also trefflich eine Krankheit vor. Zielgruppe solcher Vergiftungen waren missliebige Ehegatten – und vor allem Erblasser. Man konnte hiermit ziemlich unauffällig beschleunigen, worauf man sonst länger hätte warten müssen.

Giftnachweis

Wenn in Berichten der Massenmedien gemeldet wird, dass die Gerichtsmediziner bei einem Todesfall letztendlich doch eine Vergiftung nachgewiesen haben, so wird dies vom Publikum meist ohne große Anteilnahme aufgenommen. Denn kaum jemand kann sich vorstellen, welch schwierige Materialsicherung und Laboratoriumsanalyse dahinter steckt. Kaum ein Gebiet der gerichtlichen Medizin ist problematischer als der Vergiftungsnachweis: Es muss hieb- und stichfest bewiesen werden, dass eine tödliche Giftmenge im Körper war, dass das Gift von außen zugeführt wurde und, vor allem, welches Gift in welcher Weise gewirkt hat.

Um allen potentiellen Vergiftern gleich die Illusionen zu rauben, sei hier festgehalten: Wenn es zu einer Untersuchung kommt und wenn geeignetes Material analysiert werden kann, so sind mit den gegenwärtigen Methoden alle Substanzen, die eine Giftwirkung entfalten können, nachzuweisen. Das war nicht immer so. Viele Jahrhunderte lang beruhte der Nachweis einer Vergiftung zunächst auf der Auffindung des Giftes, danach der Prüfung seiner Wirkung an Tieren und schließlich der Beobachtung von Krankheitssymptomen und Leichenveränderungen. Da dies alles eine recht unsichere Angelegenheit darstellt, entstanden die abstrusesten Ansichten. Der römische Gelehrte Plinius (23–79) behauptete, dass die Körper Vergifteter von Tieren nicht angerührt würden, der Philosoph Seneca (4–64) glaubte, in den Leichen Vergifteter könnten keine Würmer entstehen, und der Schriftsteller Sueton (70–140) bezeichnete als typisches Merkmal für eine Vergiftung die Unverbrennbarkeit des Herzens.

Damit konnte man einerseits nichts anfangen, andererseits war Spekulation und Gerüchten Tür und Tor geöffnet. Ein Giftnachweis ist vielmehr in erster Linie ein Problem der Chemie und die ersten Quasi-Chemiker waren die Apotheker.

Gifte und Apotheker

Der Gebrauch von Gift zur Beseitigung eines Widersachers reicht von vergifteten Waffen bis zum heimtückischen Mord. Die Grenzen zwischen Gift und Heilmittel sind allerdings unscharf. Derselbe Wirkstoff kann in einem Fall ein Gift, im anderen ein Heilmittel oder beides zugleich sein.

Die Sprache gibt einen Hinweis auf diesen Zusammenhang, in dem das deutsche »Gift« sich vom neutralen »geben« ableitet und das englische »*gift*« ja immer noch »Geschenk« bedeutet. Schon das altgriechische Wort »*pharmakon*« hatte die Doppelbedeutung »Heilmittel« und »Gift«. Von Berufs wegen waren daher die Apotheker Kenner der Gifte und auch der Gegengifte. Fachlich gesehen repräsentierten sie sowohl die Chemiker wie auch die Toxikologen, also die Giftgelehrten, ihrer Zeit.

Apotheker wurden aber kaum als Sachverständige bei Vergiftungen beigezogen. Und zwar aus folgenden Gründen: Die Einrichtung einer Apotheke und der Beruf des Apothekers war durch die Araber in die abendländische Kultur eingeführt worden. Die Apothekerkunst wurzelt tief im Orient, in Indien, Persien und den arabischen Ländern, desgleichen das Wissen um die Gifte. Zögernd und mit Misstrauen wurde dies von den mittelalterlichen Europäern übernommen, handelte es sich doch um

Erkenntnisse aus dem nichtchristlichen Kulturraum; was der päpstlich-klerikalen Dominanz gar nicht passte. Konkurrenz und Überlegenheit wurden gefürchtet, die Pharmazie als Alchemie, Magie und Hexenkunst denunziert. Das spanische Toledo, die Eintrittspforte der arabischen Hochkultur und ihrer Wissenschaften ins Abendland, galt aus solchen Gründen als Stadt der Zauberer und Magier. Zwangsläufig entstand daraus die Kontrollfunktion der Ärzte über die Apotheker. Dies spielte sich so ab, wie wir es ja auch heute noch bei rivalisierenden Berufsgruppen beobachten können: Die alteingesessene, dazu noch akademisch graduierte Doktorenclique wollte nicht akzeptieren, dass die Apotheker in einem Spezialgebiet mehr Wissen besäßen und unterdrückten sie streng. Es wurden Apothekerordnungen erlassen, die den Ärzten Kontrollfunktionen, bis hin zu regelmäßigen Visitationen einräumten.

Mit der Renaissance kam es schließlich auf breiter Front zur Verdrängung des arabischen Kulturgutes aus Europa. Eine der Folgen war, dass die Apotheker immer mehr in Misskredit gerieten: Man nannte sie durch die »Schlechtigkeit der Araber verdorben« und glaubte sie »in die stinkende Lache der Araber gefallen«. Die Apotheker wurden zwangsläufig immer misstrauischer und feindseliger behandelt und nicht selten sogar selbst angeklagt:

Am 24. März 1656 teilte etwa der Bürgermeister von Gera in Thüringen der Medizinischen Fakultät von Leipzig in einem Schreiben mit, dass der Apotheker Johann Kaspar Eylenbergk vor Gericht bekannt hatte, »dass er einer unverheirateten Frau, welche über ausbleibende Menstruation klagte, ohne Wissen des Arztes ein Mittel gegeben habe«.

Das Rezept lag bei, es enthielt Juniperus Sabina und Sennesblätter. Am Tag, nachdem die Frau das Mittel zum ersten Mal genommen hatte, gebar sie ein totes Kind, welches sie heimlich in einem Acker versteckte. Die Frage an die Fakultät lautete: Hat der Apotheker Kräuter verschrieben, welche eine Fruchtabtreibung bewirken können?

Die Fakultät hielt fest, dass ein Apotheker allgemein keine menstruationsfördernden Mittel und keine Abführmittel ohne Wissen des Arztes verkaufen dürfe. Im Rezept seien die purgierenden Mittel zwar vorsichtig dosiert, Juniperus Sabina sei aber ein wirksames Abortivum. »Also sind wir der Meinung, dass durch diese Pille bei dieser schwangeren Frau ein Abort notwendigerweise eintreten musste.« Juniperus Sabina ist eine Wacholderart und wurde im Volksmund auch »Mägdeblume« bzw. »Kindermord« genannt. In diesen Namen drückt sich bereits die abortive Wirkung aus.

So kam es, dass man bis in die Neuzeit in Fragen von Vergiftungen nicht die Apotheker befragte, sondern den an einer christlichen Universität ausgebildeten Arzt, auch wenn dieser von Chemie und Toxikologie wenig Ahnung hatte.

Irgendwie glitt dieser Konkurrenzneid mit der Zeit ins Groteske ab. Im 17. Jahrhundert hieß es, »die Apothekenarbeit, also das Salbenverkaufen, sei des Arztes unwürdig«, und weiter, der Apotheker dürfe sich ja nicht ins »Krämergeschäft mit Kerzen, Fackeln oder Wein« mischen, keinesfalls ein Medikament ohne Rezept verkaufen und er müsse sich außerdem genau an die Verschreibung halten. Weitere Vorschriften waren, nicht spielen, nicht trinken und ein keusches Leben führen, um nicht in Giftaffären verwickelt werden zu können; verheiratete Apotheker waren ledigen daher vorzuziehen. Sorgfältig müsse auch darauf geachtet werden, dass ein Apotheker nicht heimlich Abtreibungsmittel verkaufe. Da es schließlich Apotheker gäbe, die »wie Läuse vom Blut anderer leben« sei auf überhöhte Preise zu achten. Auf diese Weise entstand der Begriff »Apothekerpreis«, der sich in verschiedenen Regionen bis heute gehalten hat.

Mit dem Aufschwung der Chemie im 18. und 19. Jahrhundert wurde die Pharmazie endlich zu einem Partner der Medizin.

Und es war nicht zuletzt die Forderung der Gerichtsärzte nach Möglichkeiten zum Giftnachweis, welche Apotheker und Ärzte wieder zusammengeführt hat.

Der Apotheker Carl Wilhelm Scheele (1742–1786) und der Arzt Samuel Hahnemann (1755–1843) schufen, um zum Ausgangspunkt zurückzukehren, die frühesten Nachweismethoden der Arsenvergiftung. Der Spanier Mathieu Joseph Bonaventure Orfila (1787–1853) war promovierter Arzt und erhielt 1819 in Paris eine Professur für gerichtliche Chemie. Er wurde zum ersten großen Giftexperten Europas.

»... glaubte man gar, er sei vergiftet worden«

Äußere Veränderungen an Leichen wurden, insbesondere beim Tod prominenter Personen, schon seit Jahrhunderten als Indiz für eine Vergiftung angesehen. Dies ist zwar wissenschaftlich nicht haltbar, führt aber, wie der Vergleich entsprechender Berichte zeigt, bis heute zu abenteuerlichen Spekulationen.

Ein plötzlicher und unerwarteter Tod wurde schon immer als suspekt angesehen. Vom Mittelalter bis in das 17. Jahrhundert galt der plötzliche Tod sogar als schimpflich, Ausdruck von Gottes Zorn und nur schwer mit einem kirchlichen Begräbnis vereinbar. Der plötzlich Verstorbene konnte ja nicht durch einen Priester von seinen Sünden freigesprochen werden und war daher im Zustand der Ungnade verstorben. Außerdem blieb der »unergründliche Ratschluss Gottes« für die Hinterbliebenen unverständlich, der Tod war vielleicht eine Strafe, in jedem Fall aber blieb die Sache mysteriös.

In ungewöhnlichen Veränderungen an Leichen erblickte man verdächtige Hinweise auf eine Vergiftung. Die Beispiele aus der Geschichte sind vielfältig, erstaunlich ist die fast stereotype Wiederholung der Beobachtungen und Argumente.

Gift im Vatikan?

Lorenzo Ganganelli (1705–1774) war als Clemens XIV. (Papstwahl 1769) jener Pontifex, der versuchte, die Jesuiten einzuschränken und zu unterdrücken. Dadurch bekam er natürlich Probleme mit diesem mächtigen Orden. Clemens hatte während seiner gesamten Amtszeit (1769–1774) große Angst, vergiftet zu werden. Beispielsweise küsste er die Füße eines bestimmten Kruzifix nicht mehr, da er befürchtete, die Jesuiten könnten Gift aufgebracht haben. Ein Jahr lang war er krank, bevor er starb. Die Symptome von Abmagerung, Magen-Darmstörungen, Mattigkeit, Schmerzen, Wassersucht und Fieber können sowohl von einer chronischen Vergiftung wie auch von einem Tumorleiden hervorgerufen worden sein. Nach seinem Tod zersetzte sich sein Körper derart schnell, dass man im Vatikan annahm, die Jesuiten hätten ihn tatsächlich vergiftet, so war der Leib und das Gesicht dermaßen entstellt, dass man es mit einer Maske verhüllen mußte. Das Obduktionsergebnis der vatikanischen Ärzte lautete: »Starke Wasseransammlung in der Bauchhöhle, Verwachsung der Lungen mit dem Brustfell, Entzündung am unteren Ende der Speiseröhre und im Magen.« Dies sagt natürlich überhaupt nichts aus und die Gerüchte einer Vergiftung werden hartnäckig weiterleben.

Einer der »populärsten« Päpste der Geschichte war zweifellos der Spanier Rodrigo de Borja (1431–1503), der sich Alexander VI. (Papstwahl 1492) nannte. Dieser außergewöhnliche Renaissance-Fürst hatte bemerkenswerte Gaben: kalte Intelligenz, unbändiges Wollen, Raffinement und Sinnlichkeit – darüber hinaus war er völlig skrupellos. Alles in allem war er Vater von zehn Kindern, geboren von vier Geliebten. Besonders berüchtigt war sein Sohn Cesare, der schon den italianisierten Namen Borgia trug. Eine Woche vor seinem Tod im August 1503 hatte sich Alexander zu einem abendlichen Essen zu Cesare begeben und war in der Folge so wie sein Sohn erkrankt. Der Vater starb, der Sohn überlebte. Rasch breiteten sich Gerüchte aus, wonach entweder die beiden Borgias einander vergiftet hätten, oder Cesare seinem Vater vergiftete Speisen verabreicht und selbst davon ein wenig gekostet hatte, um den Verdacht von sich abzulenken. Wahrscheinlich jedoch war es viel einfacher: Ein heißer Sommer in Rom, eine bakterielle Lebensmittelvergiftung, beide Borgias von einer Infektion befallen und der Jüngere, Kräftigere war davongekommen. Über Alexanders VI. Leichnam wird berichtet, sein Fleisch habe sich schwarz verfärbt, aus dem Mund mit der monströs geblähten Zunge sei Schaum getreten und jeder Körperöffnung seien zischend Gase entfahren. Sein Körper war nach dem Tod dermaßen angeschwollen, dass die Bestatter auf seinen Bauch springen mussten, um den Sargdeckel schließen zu können.

Der Tod Mozarts

Da wir wirklich nicht wissen, woran Wolfgang Amadeus Mozart (1756–1791) gestorben ist, haben die Spekulationen darüber niemals aufgehört. Durch nichts bewiesen ist die Vergiftungslegende, aber sie lebt. In depressiver Stimmung hatte Mozart wenige Wochen vor seinem überraschenden und frühen Tod zu seiner Frau gesagt: »... mit mir dauert es nicht mehr lange: gewiss, man hat mir Gift gegeben!«

Sieben Tage nach Mozarts Tod meldete am 12. Dezember 1791 das Berliner Musikalische Wochenblatt: »Weil sein Körper nach dem Tode schwoll, glaubte man gar, dass er vergiftet worden...«

Mozarts älterer Sohn Karl Thomas (1784–1858) schrieb über

den Tod seines Vaters bemerkenswerte Sätze: »Besonders erwähnenswert sind meiner Ansicht nach die Umstände, nämlich, dass ein paar Tage vor dem Tod eine derart große, allgemeine Schwellung auftrat, welche den Kranken an jeder kleinsten Bewegung hinderte, ferner der Gestank, der eine innerliche Auflösung ankündigte und gleich nach dem Tod immer stärker wurde, sodass er eine Leichensektion unmöglich machte. Ein anderer Umstand ist der, dass der Kadaver nicht steif und kalt wurde, sondern wie es bei Papst Ganganelli und denen, die durch Pflanzengift starben, der Fall war, in allen Teilen weich und elastisch blieb.«

Digitalis in Athen?

Aber auch aus der jüngeren Vergangenheit existiert ein Bericht, der ähnliche Leichenerscheinungen darstellt, und bei dem noch immer über eine Vergiftung spekuliert wird. Am 11. Juli 1985 starb der 46-jährige österreichische Botschafter in Athen, Dr. Herbert Amry, plötzlich und unerwartet. Er hatte an der Aufdeckung der Waffenhandelsaffäre der Firma Noricum maßgeblichen Anteil gehabt. Sein Tod erregte Vermutungen und Verdächtigungen, Amry sei mit Digitalis vergiftet worden. In einem Aktenvermerk der österreichischen Staatspolizei wurden ungewöhnliche Veränderungen an Amrys Leiche beschrieben: »Anlässlich der Präparation der Leiche für den Transport nach Österreich erklärte der Leichenbestatter, dass der Körper voller Thrombosen gewesen sei. Aus diesem Grund hätten auch die Formalinspritzen nicht gewirkt. Im Gegenteil, die Leiche wäre sehr rasch ›schwarz‹ geworden und der Körper aufgedunsen.«

Eine Obduktion erfolgte nicht, es fand keine gerichtsmedizinische Untersuchung statt. Amrys Leiche wurde verbrannt. Allerdings sind zwei Tatsachen zu berücksichtigen: Jene Symptome, die vom Sterben des Dr. Amry geschildert wurden, entsprachen lehrbuchmäßig einem Myokardinfarkt, während die vermutete Digitalisvergiftung ganz anders wirkt.

Digitalis ist ein Wirkstoff aus Fingerhutgewächsen und wurde wahrscheinlich 1863 in Frankreich zum ersten Mal für einen Giftmord verwendet. Der Täter war ein Arzt, Dr. Coudry de la Pommerais, der seine Geliebte mit mehreren kleinen Dosen Digitalis vergiftete. Das Motiv war ein Versicherungsbetrug. Durch einen Tierversuch konnte das Gift nachgewiesen und der Täter überführt werden. Seither wurden Digitalispräparate immer wieder zu Tötungszwecken verwendet.

Lehren aus der Geschichte

In historischer Betrachtung sind die Analogien in diesen vier Fällen schon auffallend. Auffällig in der Ähnlichkeit der Berichterstattung, auffällig in den gleichartigen Schlussfolgerungen. Medizinisch gesehen, ist allerdings völlig klar und eindeutig, dass solche Leichenveränderungen keinerlei Beweiskraft für oder gegen einen gewaltsamen Tod haben. Sie nähren jedoch die Gerüchte und Vermutungen. Clemens XIV. wurde zwar obduziert, doch hatte man damals noch keine Möglichkeit für einen exakten Giftnachweis. Mozart hat man ohne Obduktion bestattet. Die Leiche von Dr. Herbert Amry wurde eingeäschert. Wollen wir aus der Geschichte lernen, so müsste – entsprechend den gültigen gesetzlichen Bestimmungen – bei jedem unerwartet oder unter ungewöhnlichen Umständen erfolgten Tod eine genaue, sachkundige Obduktion durchgeführt werden. Wie die gegenwärtige Verunsicherung zeigt, würde man dadurch viel an unnötigen Spekulationen ersparen.

Gift oder Krebs, woran ist Napoleon gestorben?

Immer wieder tauchten Gerüchte auf, nach denen Napoleon Bonaparte (1769–1821) während seiner Gefangenschaft eines unnatürlichen Todes gestorben sei. Man sprach von einer kombinierten Arsen-Quecksilber-Vergiftung, einer damals durchaus geläufigen Methode. Die chronische Giftzufuhr führt zu uncharakteristischen Krankheitssymptomen und allgemeiner, zunehmender Schwächung. Mehrfach wurden Haare von Napoleon auf die enthaltene Arsenmenge untersucht. Gerade Arsen wird in den Haaren gespeichert und man kann durch eine Untersuchung von der Wurzel bis zur Spitze recht genaue Angaben über aufgenommenes Arsen und auch den Zeitpunkt machen.

Solche Haarproben, von den derzeitigen Besitzern dieser Reliquien großzügig zur Verfügung gestellt, wurden 1955 im Gerichtsmedizinischen Institut der Universität Glasgow und 1994 vom FBI in Amerika untersucht. Mit Neutronen aus einem Kernreaktor beschossen, werden die Haare zur Aussendung radioaktiver Strahlen angeregt, woraus der Arsengehalt exakt bestimmt werden kann. 10,38 Mikrogramm Arsen pro Gramm Haargewebe wurden in Glasgow gefunden, während das FBI 1,93 bzw. 4,96 Mikrogramm feststellte. Der Normalwert liegt zwischen 1,0 und 2,0; in Gebieten mit starker Luftverschmutzung auch darüber. Auch die Verteilung des Arsens über eine Haarlänge von 9 cm wurde untersucht. Als Ergebnis konnte man sagen, dass Napoleon in den Jahren von 1816 bis zu seinem Tod in Intervallen sehr wohl einer Arsenbelastung ausgesetzt war.

Das war aber noch lange kein Beweis für eine Vergiftung. Napoleons Lieblingsfarbe war »grün«. Auch in St. Helena hatte er grüne Tapeten in seinem Schlafzimmer, grünseidene Bettvorhänge und grüngestrichene Rohrstühle. Er ließ all das neu streichen und färben. Der Farbstoff war das grüne Kupferarsenit

(Schweinfurter Grün), von dem man erst später erkannte, dass durch die Einwirkung von Schimmelpilzen flüchtiges Arsen freigesetzt wird, welches man einatmet. Ein englischer Arzt namens O'Meara berichtete über Napoleons Wohnung in Longwood: »Die Wände waren mit einer grünen Feuchtigkeit und mit Schimmel bedeckt, feucht, kalt...«.

Letztendlich wurde ein Stück der Originaltapete untersucht und man fand Arsen im grünen Ornament des Stoffes. Damit ist wohl auch dieses Phänomen geklärt. Napoleon hat zwar in der Tat in St. Helena übermäßig Arsen in seinen Körper aufgenommen, es war dies aber kein Vergiftungsanschlag, sondern die verschimmelnde Tapete seiner schäbigen Behausung.

Woran ist aber Napoleon dann wirklich gestorben? Diese Frage führt zu einer ernüchternden Erkenntnis der Medizingeschichte: Damals wie heute hat es politischen Druck auf ärztliche Befunde gegeben. Die Engländer waren sehr daran interessiert, den Tod von »General Bonaparte« nicht als Folge der ungünstigen Haftbedingungen oder des unwirtlichen Klimas auf der Insel St. Helena interpretiert zu wissen, den Franzosen hingegen kam es darauf an, dass eine auf dieser Insel erworbene Krankheit die Schuld am frühzeitigen Tod ihres doch erst 52 Jahre alten Kaisers war.

Schon während der Obduktion entbrannten die Meinungsverschiedenheiten zwischen den Engländern und Franzosen, vor der geöffneten Leiche wurde heftig gestritten. Die Engländer wollten Napoleons Tod als einen ganz natürlichen darstellen, die Franzosen hingegen hofften, mit dem Obduktionsergebnis den Engländern die Schuld am Tod Napoleons zuschieben zu können. Es ging darum, ob die Leber als krankhaft verändert gesehen werden könnte. Es entstanden lange Debatten. Das Ergebnis war, dass von beiden Seiten je zwei in sich wieder etwas unterschiedliche Obduktionsberichte entstanden. Wir stehen also vor der medizinischen Groteske, von einer Leichenöffnung vier Variationen des Sektionbefundes zu besitzen. Damit fingen die Spekulationen, Theorien und Vermutungen an, die bis zum heutigen Tage anhalten.

Der offizielle Befund der Engländer lautet in den wichtigen Passagen:

> »... erschien der Leichnam sehr fett, was auch durch den ersten Einschnitt unterhalb der Mitte bestätigt wurde, wo das Fett aufwärts einen Zoll dick lag.
> Und als der Magen freigelegt wurde, fand man, dass er der Sitz einer sich weit erstreckenden Krankheit war ... Entdeckte man einen Zoll vom Pförtner entfernt ein Geschwür, das die Magenwände durchbohrt hatte und groß genug war, um den kleinen Finger durchzustecken. Die innere Fläche des Magens bildete fast in ihrer ganzen Ausdehnung eine einzige Masse von Geschwüren, die bereits zum Krebs fortgeschritten waren. Man fand den Magen nahezu gefüllt mit einer großen Menge Flüssigkeit, die dem Kaffeesatz ähnelte. Die gewölbte Oberfläche des linken Lappens der Leber hing mit dem Zwerchfell zusammen, aber, mit Ausnahme dieser Adhäsion, die durch die Magenkrankheit hervorgerufen worden war, machte sich keine Krankheitserscheinung in der Leber bemerkbar. Die übrigen Unterleibsorgane waren gesund. ...«

Dies ist natürlich kein Obduktionsprotokoll mit medizinisch-wissenschaftlichem Anspruch. Die gewünschten, vielleicht sogar bestellten Aussagen sind klar formuliert: Die dicke Fettschicht sollte bezeugen, dass Napoleon nicht schlecht ernährt wurde; in der Leber waren keine krankhaften Erscheinungen, d. h. das Gerücht der Leberentzündung wird zurückgewiesen; der Magenkrebs wird ausführlich beschrieben, hier hatte man eine natürliche Todesursache – unheilbare Erkrankung.

Im Gegensatz dazu findet man im Bericht des französischen

Arztes Dr. Francesco Antommarchi sehr persönliche Aussagen, wovon das Wesentliche hier zitiert wird:

»... Der Kaiser war seit meiner Ankunft zu St. Helena stark abgemagert. Sein Leibesumfang betrug nur mehr den vierten Teil des früheren. Gesicht und Körper waren blass... Die Leber war chronisch entzündet, und die Magenwände waren z. T. von einem krebsartigen Geschwür bedeckt. Ich schnitt das Herz und den Magen heraus und brachte sie in ein silbernes, mit Weingeist gefülltes Gefäß. Hierauf vereinigte ich die getrennten Teile und nähte sie wieder zusammen. ...«

Dies liest sich nun doch ganz anders. Zunächst die Abmagerung, was bei einer Krebserkrankung sicher zutraf. Wichtig ist die Bemerkung über eine chronische Leberentzündung, während der Magenkrebs fast nur nebenbei erwähnt wird. Dieser Bericht stimmt nicht mit dem überein, welchen Antommarchi in seinen Memoiren veröffentlichte. In seinem Buch finden wir die dritte Variante: »in beiden Lungenoberlappen tuberkulöse Kavernen, daneben auch vergrößerte Lymphknoten« – als Todesursache also eine Tuberkulose. Das war natürlich eine kaum verdeckte Anschuldigung der schlechten Aufenthaltsbedingungen in St. Helena und damit eine Schuldzuweisung an die Engländer.

Eine letzte Variante des Obduktionsberichtes bestellte der Gouverneur von St. Helena, Sir Hudson Lowe. Dort steht, nachdem ein Magenkrebs beschrieben wurde:

»... Alle hier hatten gehört, dass der Tote leberkrank gewesen sein soll, und jeder wartete nun bei der Obduktion darauf, dass dieses Organ krankhafte Veränderungen hatte. Als man daranging, das zu prüfen, drückte sich auf den Gesichtern ängstliche Spannung aus. Dr. Antommarchi machte einen Einschnitt, er glaubte, es würde ein Eiterfluss aus dem Abszess, den man vermutete, kommen; aber es war kein Abszess da, nicht einmal eine

Entzündung, und keine Geschwulst. Die Leber hatte den normalen Umfang und das Lebergewebe war vollständig gesund...«

Hier wird wieder sehr dezidiert die englische Auffassung verteidigt, aber es ist ja auch eindeutig ein Gefälligkeitsgutachten. Wir stehen also vor der traurigen Erkenntnis, dass keiner der Obduktionsberichte objektiv und emotionslos ist. Trotzdem lassen sich die zwei entscheidende Fragen, um welche es sich bei den politisch-ärztlichen Zwistigkeiten handelte, ganz gut beantworten. Erstens: Woran ist Napoleon gestorben? Eindeutig an einem Magenkarzinom mit schwerer Krankheitssymptomatik während der letzten Monate und schließlich zum Tode führenden inneren Blutungen, wobei das Blut teilweise erbrochen wurde. Man war ja noch hundert Jahre von der Möglichkeit der Bluttransfusion entfernt, und die erste Operation eines Magenkarzinoms erfolgte auch erst ein halbes Jahrhundert später. Es ist müßig zu diskutieren, ob der Krebs auf ein vorher bestehendes Magengeschwür zurückzuführen war – eine solche Entscheidung können wir auch heute noch nicht treffen.

Die zweite Frage war: Hatte Napoleon auf St. Helena eine Lebererkrankung durchgemacht? Hier hilft uns der völlig neutrale Erlebnisbericht eines jungen Mädchens, Betsy Balcombe, die als 14-jährige bei Napoleons Ankunft mit ihm Freundschaft schloss und bis 1818 auf der Insel blieb. Sie schrieb von einer schweren Krankheit im Frühjahr 1818, mit Entkräftung, geistigem und körperlichem Verfall sowie vor allem einer Veränderung in seinem Äußeren – »sein Gesicht sah aus wie gelbes Wachs«. Dies ist ein eindeutiges Indiz für eine Gelbsucht; ob es tatsächlich eine Leberentzündung, entsprechend unserer heutigen Diagnose Hepatitis war, ist nicht zu entscheiden; hier sind die Grenzen der medizinischen Biografie erreicht. Jedenfalls hat sich die Gelbsucht wieder gegeben und war sicher nicht der maßgebliche Grund für Napoleons Sterben.

Prominente und kuriose Vergiftungsfälle

Sokrates als Opfer der Politik

Sokrates (ca. 470–399 v. Chr.), dieser berühmteste »*Querdenker*« der Geschichte, begründete eine neue Art des Philosophierens. Er stellte lästige Fragen, suchte nach Antworten und kam schließlich zu dem Schluss, dass wir alle miteinander über die entscheidenden Probleme des Lebens nicht sehr viel wissen. Bei vielen Menschen machte er sich dadurch aber nur unbeliebt! Sie fühlten sich blamiert und der aufdringliche Alte ging ihnen auf die Nerven. Dies alles führte zu folgenden Mutmaßungen: Wenn Sokrates alles so sicher Gewusste fragwürdig macht, ist das nicht Aufruhr gegen die Sicherheit und die Festigkeit des Staates? Bringt er mit seinen zersetzenden Fragen nicht sogar die Religion zum Wanken? Und wenn ein Mann, der selbst nichts Positives zu sagen weiß, einen so anhänglichen Schwarm von Schülern um sich sammeln kann, muss man ihn dann nicht als einen gefährlichen Verderber der Jugend ansehen? So kam es, dass die Athener sich dieses verdächtigen Mitbürgers entledigen wollten und ihm den Prozess machten. Der Prozess gegen Sokrates fand im Jahre 399 statt. Der Peloponnesische Krieg, den Athen und Sparta um die Vorherrschaft in Griechenland führten, endete 404 mit der Niederlage Athens. Die politische Lage im Nachkriegs-Athen war gespannt, die wiedereingeführte Demokratie fühlte sich bedroht. Ordnung war wichtig und um Stärke zu demonstrieren, erschien als bestes Mittel ein prominentes Opfer. So wurde als zugkräftiges Objekt für einen Schauprozess der bekannteste Mann Athens ausgewählt, der Lehrer der vornehmen Stadtjugend, der weise Zweifler, der skurrile Sonderling, der Querulant Sokrates. Die Anklage lautete: »Sokrates handelt rechtswidrig, denn er glaubt nicht an die Götter des Staates, vielmehr hat er ein neues Daimonion eingeführt. Er handelt ferner nicht nach den Gesetzen, da er die Jugend verführt.«

Aber es wurde kein religiöser, pädagogischer oder philosophischer Prozess, es wurde ein politischer Prozess. Und damit stand, wie in den meisten solchen Verfahren, der Ausgang von vornherein fest: Sokrates wurde zum Tode verurteilt. Die Hinrichtung durch Trinken eines Giftes gehört zu jenen Strafen, in denen sich noch die Scheu des Menschen spiegelt, einen anderen durch direkten Eingriff, durch die eigene menschliche Hand zum Tode zu befördern. Athen wählte den Schierlingssaft als Todesstrafe für Staatsverbrecher. Das Gift wurde aus dem gefleckten Schierling (Conium maculatum) gewonnen und heißt Coniin. Es findet sich am reichlichsten in den Früchten bzw. Samen, viel weniger in Blättern und Wurzeln. Eine Verwechslung des giftigen Schierlings mit Petersilie, Sellerie, Kerbel und den Samen von Fenchel sowie Anis ist möglich. Als gepresster Saft oder gerieben und in Flüssigkeit aufgelöst, geht Coniin rasch in die Blutbahn über. In der tödlichen Dosis von etwa einen Gramm führt das Gift innerhalb einer halben Stunde unter aufsteigender Lähmung zum Tod. Die Wirkung des Schierlinggiftes ähnelt dem Curare: es erfolgt eine Paralyse der motorischen und sensiblen Nervenendigungen sowie des Rückenmarks und zuletzt des Atemzentrums. Arme und Beine werden bewegungsunfähig und kalt, bei aufrechterhaltenem Bewusstsein versagt die Atmungsmuskulatur, während das Herz weiterschlägt; schließlich kommt es zum Erstickungstod, eine äußerst widerwärtige Art des Sterbens.

Daher wurde manchmal dem Schierlingssaft Opium zugesetzt. Letzteres trübt das Bewusstsein und nimmt die Todesangst, weil der Vergiftete einschläft. Bei einer Hinrichtung unter verschärften Bedingungen wurde dagegen das Opium weggelassen.

Avicenna behandelte sich selbst

Abu-Ali Husain Ibn-Abdullah Ibn-Sina, (ca. 980–1037), wie Avicenna mit vollem Namen hieß, wurde in der Nähe von Buchara geboren, das nach unserer heutigen Geografie in Usbekistan liegt. Er war ein Wunderkind und wurde zum bedeutendsten Arzt des Mittelalters. Man sagte ihm einen exzessiven Lebenswandel nach, als gebildeter Weltmann behandelte er Emire und Kalifen, als religiös unabhängiger Moslem liebte er Wein, Weib und Wissenschaft. Er war im wahrsten Sinne des Wortes kein trockener Gelehrter. In Isfahan bekam er die Ruhr. Von heftigen Leibschmerzen gequält, ließ er sich an einem Tag acht Klistiere mit Pfeffer geben, zur inneren Reinigung. Danach nahm er das berühmte Allheilmittel und Allzweckgegengift Mithridat. Weil sein Gehilfe dasselbe mit zu viel Opium versetzt hatte, war die Folge eine Vergiftung mit Atemlähmung. Daran ist Avicenna gestorben. Nicht erst seit damals gilt, dass man sich als Arzt nicht selbst behandeln soll.

Hamlet und der bulgarische Geheimdienst

William Shakespeares Theaterstück »*Hamlet, Prinz von Dänemark*« ist reich an Todesfällen. Es wird erstochen und ertrunken, besonders interessant sind jedoch die Vergiftungen. Im I. Akt erzählt der Geist von Hamlets Vater die näheren Umstände seiner Ermordung: Als er schlief, hat ihm sein Bruder, der jetzige König Claudius, einen giftigen Saft aus Bilsenkraut in das Ohr geträufelt.

»Da ich im Garten schlief, Wie immer meiner Sitte nachmittags, Beschlich dein Oheim meine sichre Stunde. Mit Saft verfluchten Bilsenkrauts im Fläschchen, Und träufelt in den Eingang meines Ohrs Das schwärende Getränk; ... Dass es durch die natürlichen Kanäle Des Körpers hurtig, wie Quecksilber läuft; Und wie ein saures Lab, in Milch getropft, Mit plötzlicher Gewalt gerinnen macht Das leichte, reine Blut. So tat es meinem;

So ward ich schlafend und durch Bruderhand um Leben, Krone, Weib mit eins gebracht.«

Dass diese Methode der Vergiftung funktioniert hat, ist höchst unwahrscheinlich. Gehörgang und Trommelfell sind derart empfindlich, dass ein Schlafender sofort aufgeweckt wird, wenn man ihm eine Flüssigkeit ins Ohr schüttet. Es ist dies jederzeit im Tierversuch wiederholbar, wie jeder Hundebesitzer weiß, wenn es gilt, Ohrentropfen zu verabreichen. Ein zweites Problem ist der tödliche Ausgang einer Vergiftung durch Bilsenkraut. Die toxische Substanz ist das sehr giftige Hyoscyamin, welches auf Herz und Gehirn wirkt. Dazu sind allerdings etwa 100 mg notwendig. Ob diese Menge aus dem Gehörgang direkt in die Blutbahn gelangen kann, ist fraglich. Zuverlässiger wäre es, das Gift von der Nasenschleimhaut aus in das Blut treten zu lassen. Dass dies leichter geht, weiß man vom Kokain.

Im V. Akt ist dann der bekannte Showdown. König Claudius inszeniert ein Preisfechten zwischen Hamlet und Laertes, dem Bruder der bereits toten Ophelia. Eigentlich sollte mit stumpfen Waffen gefochten werden, doch der König will den Tod von Hamlet und reizt daher Laertes so sehr, dass dieser seinen Degen zuspitzt und mit Gift präpariert. Um ganz sicher zu gehen, hält Claudius noch einen vergifteten »Erfrischungstrank« für Hamlet bereit.

Laertes verspricht:

»... mit dem Gift Will ich die Spitze meines Degens netzen, So dass es, streif ich ihn nur obenhin, Den Tod ihm bringt.« Das Preisfechten geht schlecht aus, denn keiner erreicht sein Ziel. Zuerst trinkt Hamlets Mutter aus dem Kelch mit dem vergifteten Trank und stirbt. Dann verwundet zuerst Laertes den Hamlet, im Eifer des Gefechtes wechseln sie die Waffen, und Hamlet trifft wiederum den Laertes. Damit sind beide tödlich vergiftet. Als Hamlet dies merkt, ersticht er noch den Mörder seines Vaters. Vier »Leichen« liegen auf der Bühne.

Shakespeare hat nirgends mitgeteilt, um welches Gift es sich wohl handelt, das, durch eine kleine Stichwunde in den Körper gebracht, zu Tode führt. Dass es solche Gifte gibt, ist jedoch beispielsweise von den Pfeilgiften verschiedener Naturvölker bekannt.

Die »Methode Hamlet« ist in der Gegenwart in Agenten- und Geheimdienstkreisen sehr geschätzt. Einer dieser sonst sehr diskret behandelten Fälle ging durch die Weltpresse. Der bulgarische Schriftsteller und Dissident Georgi Markow stand am 7. September 1978 in London an der Bushaltestelle Waterloo-Bridge, – wie es in England üblich ist, in einer gänsemarschartigen Wartereihe. Er verspürte einen Stich im Oberschenkel und berichtete später, ein Fremder habe ihn mit einem Regenschirm versehentlich gestochen. Die kleine Wunde schmerzte etwas. Er fühlte sich zunehmend unwohl, wurde am nächsten Tag in ein Krankenhaus eingeliefert und war drei Tage später tot. Die Obduktion ergab einen interessanten Befund. In der Wunde entdeckte man ein 1,5 Millimeter großes Metallkügelchen, welches zwei winzige Kanäle enthielt. Gift konnte keines nachgewiesen werden. Erst viel später, nach dem Zusammenbruch des kommunistischen Ostblocks, wurde bekannt, dass vom bulgarischen Geheimdienst das pflanzliche Gift Rizin verwendet worden war. Dieses ist in einer Menge ab 0,1 mg tödlich und wird aus den Samen des Wunderbaumes, einer Zierstaude, gewonnen. Diese Samen sind hoch giftig. Ein solcher Strauch (Ricinus comunis, Palma Christi) im Hausgarten ist also ein Risiko – oder eine Reserve für den Ernstfall.

Wiener und Prager Frauen

Enea Silvio Piccolomini (1405–1464), ab 1458 Papst Pius II. und vorher kaiserlicher Diplomat im Habsburgerreich, hat eine sehr genaue Schilderung der Stadt Wien und der Sitten ihrer Bewohner verfasst. Darin steht klipp und klar, dass es in dieser Stadt berufsmäßige Giftmischerinnen gab: »Es soll auch sehr viel Weiber geben, die die Männer, welche ihren Frauen zur Last sind, durch Gift beseitigen.« Es kann als sicher gelten, dass diese zugegeben recht allgemeine Bemerkung auf Tatsachen beruht. Aus der gleichen Zeit liegt ein Justizbericht aus Böhmen vor, dessen detaillierter Inhalt in das geschichtliche Bild der menschlichen Vergiftungshandlung für niedrige Zwecke gegen Lohn passte: »Es kam ein Wunderlich Ding an Tag, nemlich dz etzliche Weiber zu Prag, Pulffer bereiteten damit sie ihren Männern, oder weme sie gewöllet, geben könnten. Darnach sind zu Prag diese Weiber hierumb gefänglich eingezogen worden, und diese wurden alle Peinlich angegrieffen. Erstlich bekandte Johanna des Kameniken Weib. dz. Sie diese mit ires Mannes Wissenschaft getrieben. Aals die andern Weiber auch mit der scharffen Frag angegrieffen, haben sie bekandt. Also sind sie am Freytag nach Christi Himmelfarth hinaus geführet und umb die Vesperstunde sambt dem gifftigen Pulfer verbrennet. Etzliche ihre Gespielen aber sind fur Furcht, damit ihnen nicht auch so viel zu Theil würde, zur Stadt hinaus gelauffen, und nicht wider kommen.«

Vielleicht bezieht sich die Bemerkung des Berichtes, dass die Weiber Pulver »bereitet« hätten, auf den Stechapfel, dessen Samen von liederlichen Weibern, die ihrer Männer für einige Zeit ledig sein wollten, benutzt worden sind. Es kam dabei zu einer Atropinvergiftung mit Delirium und Halluzinationen, sodass die Opfer einige Zeit für geisteskrank gehalten wurden.

Seltsame Bräuche beim Militär

Die Soldaten von den so genannten Elite- und Traditionsregimentern pflegen bisweilen seltsame Aufnahmerituale. 1996 kam es in Limoges (Frankreich) zu einem toxikologisch interessanten Zwischenfall.

Ein 19-jähriger Mann hatte zu seinem Einstand ein Viertel Liter Wein getrunken. Dies ist für einen Soldaten ja keine Dosis. Dem Ritual entsprechend, hatten die Kameraden jedoch den Wein vorher durch einen Gewehrlauf fließen lassen, nachdem aus dieser Waffe mehrere Schüsse abgegeben worden waren. 15 Minuten nach dem Umtrunk wurde der Jungmann bewusstlos und begann zu krampfen. Die Anfälle dauerten etwa eine halbe Stunde, dann erst bekamen es die jungen Krieger mit der Angst zu tun, und es wurde der Soldat in eine Klinik transportiert. Nach zunächst erfolgloser diagnostischer Spurensuche fand man schließlich große Mengen des Schwermetalls Wolfram im Harn, die erlaubten Grenzwerte waren dabei um das 1000fache überschritten. In jenem bei der Feier getrunkenen Wein waren ebenfalls gigantische Mengen an Wolfram zu finden.

Eine akute Wolframvergiftung war beim Menschen bisher nicht beobachtet worden. Was ist da geschehen? Damals wurde seit kurzem den Gewehrläufen zur Härtung ein Wolframsalz zugesetzt. Nähere Details über das Spezialverfahren zur Qualitätssteigerung der Schießeisen ist nicht bekanntgegeben worden, das sei Militärgeheimnis.

Erst nach 35 Tagen hatte sich der junge Soldat von dem Umtrunk mit seinen zukünftigen Waffenbrüdern erholt und konnte das Krankenhaus verlassen. Wieso haben jedoch die anderen Mitfeiernden keine Vergiftung erlitten? Die Lösung war einfach. Die trinkerfahrenen Kameraden hatten sofort den ungewöhnlichen Geschmack des Weines bemerkt und heimlich ausgespuckt.

Auch die Militärverwaltung Frankreichs nahm den Vorfall zur Kenntnis und ließ derart gefährliche Feierlichkeiten verbieten.

Wein macht Bauchgrimmen

Die fatale Praxis, chemische Zusätze in den Wein zu geben, hat eine uralte Tradition. War es in der jüngsten Vergangenheit etwa das Frostschutzmittel Äthylenglykol, so bevorzugten in der Antike die Griechen Zusätze auf Harzbasis. Der moderne Retsina ist eine Nachfolge dieser Weine. Die alten Römer bedienten sich eines Sirups, den sie *sapa* nannten. Man stellte ihn her, indem man Traubenmost in bleiernen Kesseln eindickte. Dabei entstand ein wirkungsvolles Konservierungsmittel, welches außerdem noch süß schmeckte. Giftig war es allerdings auch, denn der Bleigehalt erreichte gewaltige Mengen – etwa ein Gramm Blei pro Liter. Das Mischungsverhältnis war so gewählt, dass der Wein letztendlich etwa 20 Milligramm Blei pro Liter enthielt.

In Mitteleuropa stellte der Weinhandel seit jeher einen beträchtlichen Wirtschaftsfaktor dar, daher musste die Ware haltbar und schmackhaft sein. Dafür verwendete man Bleizusätze und es kam natürlich zu weit verbreiteten Vergiftungen.

Der Stadtphysikus von Ulm, Dr. Eberhard Gockel (1638–1703), ging der Sache nach und verfasste eine grundlegende Abhandlung über »das Süßen von saurem Wein mit Bleiweiß und den großen Schaden für die, die ihn trinken.« Im lateinischen Original trug diese Schrift den wirklich schönen Titel »De vini acidi per acetum lithargyri cum maximo bibentium damno dulcificatione.« Gockel hat selbst getestet, dass der Zusatz von Bleiweiß den »schlechtesten und sauersten Wein« innerhalb von wenigen Minuten zum »besten und lieblichsten Wein« verwandelte. Er wusste aber auch, wie sich diese Weinpantscherei aufdecken ließ: Nach Zusatz von einigen Tropfen Schwefelsäure zeigte eine weiße Ausflockung unlösliches Bleisulfat an.

Die Symptome der chronischen Vergiftung wurden unter der Bezeichnung »*Bauchgrimmen*« bekannt. Der medizinische Fachausdruck lautete »*Colica Pictonum*«, d. h. die Kolik der Einwohner des (heutigen) Poitou, also der Gegend zwischen Bretagne und Zentralmassiv in Frankreich. Das war in der Antike das Gebiet der keltischen Piktonen, die Heimat von Asterix. Und dass dort viel getrunken wurde, wissen wir. Eine andere Erklärung ist auch nicht uninteressant: Pictonum soll sich von »pictura« d. h. der Malerei ableiten. Bleihaltige Farben sollen zu Vergiftungen bei Künstlern geführt haben. Wer weiß? Vielleicht haben die Maler auch nur den falschen Wein getrunken.

Die Krankheit begann mit einer schmerzhaften Bauchkolik, dann wurde das Nervensystem befallen und unter Fieberattacken kam es schließlich zur allgemeinen Auszehrung. Besonders in Klöstern forderte die Bleivergiftung viele Opfer, da man dort regelmäßig Wein konsumierte. Die übrige Bevölkerung konnte sich das nicht leisten und trank Bier. Auf Grund von Gockels Beobachtung erließ Herzog Eberhard Ludwig von Württemberg 1696 ein Gesetz, das die Verwendung von Bleizusätzen im Wein bei »Verlust von Leben, Ehre und Vermögen« verbot. Eigentlich war dies das erste Konsumentenschutzgesetz.

Falsch ist die Vermutung amerikanischer Musikhistoriker, Ludwig van Beethoven (1770–1827) wäre an einer Bleivergiftung gestorben. Sie konnten in einer Haarlocke eine abnorm hohe Bleimenge feststellen und erklärten dies durch übermäßigen Verzehr von bleivergifteten Donaufischen. Wie das Blei in die Donau gekommen sein sollte, blieb allerdings offen, und dass Beethoven durch Monate täglich mindestens 1 Kilogramm Fisch gegessen habe, was dazu erforderlich gewesen wäre, ist auch nicht erwiesen. Die medizinische Wahrheit ist nämlich wesentlich simpler: Der Weintrinker Beethoven starb an einer Leberzirrhose, es gibt einen Obduktionsbefund. Das Blei in den Haaren erklärt sich vielleicht dadurch, dass damals jede Haarpomade einen Bleizusatz enthielt.

Das giftige Hotelzimmer

Die populäre Schauspielerin Ellen Umlauf, bekannt als *Frau Kaiser* in der Fernsehserie *Kaisermühlen-Blues*, wurde am 19. Februar 2000 in einem Hotelzimmer der Stadt Rotorua im Norden Neuseelands tot aufgefunden. Der Telefonhörer war abgehoben und lag neben ihr. Zunächst nahm man an, die 74-Jährige sei an akutem Herzversagen gestorben. Doch die gerichtsmedizinische Obduktion ergab etwas ganz anderes: Hohe Werte von giftigem Schwefelwasserstoff im Blut. Was war geschehen?

Schwefelwasserstoff ist ein heimtückisches Giftgas. In geringer Menge stinkt es nach faulen Eiern und wird dadurch leicht bemerkt. Bei höheren Konzentrationen wird der menschliche Geruchssinn gelähmt und man erkennt die Lebensbedrohung nicht mehr. Und hierin liegt die große Gefahr, denn ein bis zwei Atemzüge genügen zur Bewusstlosigkeit, und innerhalb weniger Minuten tritt der Tod ein. Die Schädigung lebenswichtiger Zentren im Gehirn ist die Ursache.

Rotorua ist die Schwefelstadt Neuseelands. In dieser vulkanischen Gegend spritzen Geysire heißes Wasser aus dem Boden, die Bäume sind gelb, die Seen haben gelbe Flecken. Überall blubbern Schlammtümpel, Schwefel ist allgegenwärtig, Schwefelwasserstoff steigt aus der Erde. In den letzen Jahren starben in Rotorua zwölf Touristen, zuletzt wachte ein Paar auf Hochzeitsreise, welches direkt auf dem Boden schlief, nicht mehr auf. Schwefelwasserstoff ist schwerer als Luft und sammelt sich in Bodennähe an. Das Hotel, in welchem Ellen Umlauf starb, trägt den makabren Namen »Sulphur City Motel«. Es wäre sehr zum Wohle der Gäste, würde man sich dort endlich um den Schwefelwasserstoff kümmern.

Es ist aber gar nicht notwendig, nach Neuseeland zu fahren, um an einer Schwefelwasserstoffvergiftung zu sterben. Das geht in Europa auch und ist nicht selten. Meist handelt es sich um Jauche-Unfälle in der Landwirtschaft. Das giftige Gas entsteht in Mistgruben, Silos und Kloaken. Wer in die Jauche fällt und dort die Dämpfe einatmet, verliert nach wenigen Sekunden das Bewusstsein. Als Rettungschance wird empfohlen, in der Jauche unterzutauchen, dort quasi Kraft zu sammeln und dann, ohne einzuatmen, möglichst rasch herauszukommen: Angeblich hat das schon funktioniert.

Die Gefahr kann aber auch woanders lauern. Es gab den Fall von drei Pilgern, die sich auf einer Wallfahrt zu dem wundertätigen Quellwasser einer Waldkapelle in Mittelitalien befanden. Als sie in einem unterirdischen Gewölbe von diesem Wasser trinken wollten, starben sie. Die aufsteigenden Schwefeldämpfe hatten sie erstickt.

Schließlich soll Schwefelwasserstoff auch an einigen antiken Orakelstätten aus dem Boden gekommen sein. Die Hellseherinnen waren, auf ihrem Dreifuß sitzend, den aus einer Erdspalte hervordringenden Gasen ausgesetzt, wurden betäubt, stammelten einige Worte, und die Priester setzten diese dann zu einem zweideutigen Orakelspruch zusammen.

Esst nur junge Pferde!

In den »Mitteilungen der Österreichischen Sanitätsverwaltung« werden regelmäßig Empfehlungen und Entscheidungen der Gesundheitsbehörden publiziert. Wegen der geringen Lesefrequenz dieser Zeitschrift ist es in der Praxis so, dass diese »Mitteilungen« unter Ausschluss der Öffentlichkeit stattfinden. Das ist schade, denn so gehen wertvolle Informationen an den Konsumenten vorbei. Beispiel aus Heft 4, 98. Jahrgang: Erlass der Frau Bundesministerin für Frauenangelegenheiten und Verbraucherschutz vom 17. März 1997, GZ 32.110/1-VI/B/1b/97:

Das Bundeskanzleramt gibt aufgrund des Beschlusses der Kommission zur Herausgabe des Österreichischen Lebensmittelbuches (Codexkommission) folgende Empfehlung für den Konsum von Niere sowie Leber von Pferden bekannt:

»Wegen des hohen Cadmiumgehalts soll Niere sowie Leber von Pferden, die älter als zwei Jahre sind, nicht konsumiert werden.«

Hoffentlich behält der neue Bundeskanzler die gute Sitte bei, uns über die von Pferden drohende Gefahr zu informieren. Jedenfalls lohnt sich hin und wieder ein Blick in das Lebensmittelbuch.

Tot oder schön – je nach Dosis

Das Botulinus-Toxin ist das wirksamste bekannte biologische Gift. Wird dasselbe durch den Magen-Darm-Trakt aufgenommen, so liegt die tödliche Dosis für den Menschen bei 0,001 Milligramm, d.h. mit einem Gramm der Substanz könnte man 100 Menschen vergiften. Wird das Toxin jedoch injiziert, so wirken bereits 0,003 Mikrogramm tödlich. Mit 3 Gramm Toxin wäre es daher möglich, die unfassbare Zahl von 1 Milliarde Menschen, d. h. ein Sechstel der gesamten Erdbevölkerung umzubringen.

Das Gift ist also derart wirksam, dass man ruhig sagen kann, es sind bereits einige wenige Moleküle eine giftige Dosis. Die Giftsubstanz wird von Bakterien erzeugt und an die Umgebung abgegeben, z. B. in Nahrungsmitteln. Der klassische Fall ist eine Wurst- oder Konservenvergiftung: Etwa die Hälfte der betroffenen Personen stirbt daran. Es handelt sich um ein Nervengift, wobei die Impulse von den peripheren Nerven zu den versorgten Muskelfasern blockiert werden. Eine Lähmung der Atemmuskulatur ist dann die Todesursache. Diese Lähmung der Muskeln nutzen die Schönheitsmediziner und spritzen das Botulinus-Toxin in die Augenbrauen und die Halshaut, um Falten sowie Krähenfüße zu beseitigen. Wenn sich nämlich störende Hautfalten durch Zusammenziehen der darunter liegenden Muskulatur entwickeln, dann – so lautet die Überlegung der Verschönerungsexperten – lähmen wir einfach durch das Gift diese Muskeln, und die Falten sind weg. Es wird sogar angepriesen, dass sich die Behandlung auch als Vorbeugung gegen Faltenbildung sehr gut bewährt habe. Da weiß dann jedoch niemand, ob die betreffenden Personen auch tatsächlich in absehbarer Zeit Falten bekommen hätten. Die Kosten für diese Behandlung liegen bei ca. 200 bis 450 Euro, und sie kann laut Reklametext beliebig wiederholt werden. Das wird vielleicht auch nötig sein.

Bakterien produzieren Gifte (Toxine), die wesentlich wirkungsvoller sind als Chemikalien. Dazu einige Beispiele für die jeweils tödliche Dosis:

Toxine	pro Kilogramm Körpergewicht
Botulinustoxin (Bakteriengift)	0,00003 Mikrogramm
Tetanustoxin (Bakteriengift)	0,0001
Diphtherietoxin (Bakteriengift)	0,3
Dioxin (Seveso-Gift)	10
Zyankali	200
Strychnin	300
Phenobarbital (Schlafmittel)	40 000

Warum Hephaistos hinkte

Bronze ist eine Legierung von Kupfer mit anderen Metallen. Legiert man Kupfer mit Arsen und Zinn, so erhält man ein besonders hartes Material, bestens geeignet für Waffen und Werkzeug. Untersuchungen an antiken Geräten haben einen Arsengehalt bis zu 5 Prozent ergeben, was beweist, dass die Kupferschmiede der damaligen Zeit ihren Werkstoffen Arsen zugesetzt haben müssen. Archäologische Funde haben ergeben, dass etwa 400 Jahre nach Erfinden der Bronzewaffen das Arsen wieder aus der Produktion verschwunden ist. Der wahrscheinlichste Grund hierfür könnte die Gesundheitsgefährdung der Metallarbeiter gewesen sein.

Auch ist die Lösung eines mythologischen Rätsels möglich. Bei lange andauernder, chronischer Arsenvergiftung ist das häufigste Symptom eine Nervenerkrankung mit nachfolgender Muskelschwäche und Lähmungen, beginnend meist an den Beinen. Es ist daher kaum ein Zufall, dass die Götter der Metallverarbeitung als Gelähmte galten bzw. hinkten. So wird es in der Mythologie ja von Hephaistos bei den Griechen, Vulcanus bei den Römern und Wieland bei den Germanen erzählt. Da es bei den Geschichten um die diversen Sagengestalten immer etwas durcheinander geht, so hatte nach einer anderen Variante Hephaistos angeborene Klumpfüße, da ihn Zeus im Rausch zeugte, und dem nordländischen Wieland waren erst im Gefolge einer kriegerischen Auseinandersetzung die Sehnen an den Füßen durchschnitten worden. Wie auch immer, sie haben gehinkt.

Der Hund lebt, das Herrl ist tot

Vergiftungen durch Kohlenmonoxid gehören zu den häufigsten Vergiftungsfällen, Unfälle und Selbstmorde dominieren. Das geruchlose Gas entsteht bei jeder Verbrennung mit unzureichender Luftzufuhr, im Haushaltsbereich meist durch schadhafte Heizungsanlagen mit ungenügendem Abzug. Andere Möglichkeiten sind defekte Durchlauferhitzer, Auspuffgase von Autos und defekte Propangasheizungen in Wohnwagen, Zelten und Ferienhäusern. Kohlenmonoxid ist leichter als Luft, sammelt sich deshalb nicht auf dem Boden, sondern steigt in die Höhe, wobei es sich mit der Raumluft gut mischt. Es handelt sich um ein Blutgift, welches die Sauerstoffaufnahme in die roten Blutkörperchen blockiert. Die Folge ist eine innere Erstickung.

Der weltberühmte französische Dichter Emile Zola (1840–1902) wurde am 29. September 1902 gemeinsam mit seiner Frau bewusstlos im Schlafzimmer aufgefunden. Er war bereits tot, während Frau Zola wieder zu sich kam. Aufgrund ihrer Aussage konnte der Unglücksfall rekonstruiert werden.

Paris, 29. September. Zola und seine Frau waren drei Monate lang auf dem Lande gewesen und nun in ihr Haus in Paris zurückgekehrt. Da es in der Wohnung kalt war, ließ Zola im Kamin des Schlafzimmers heizen, der Diener konnte das Feuer aber nicht richtig zum Brennen bringen. Gegen 10 Uhr abends ging das Ehepaar zu Bett. In der Nacht hörte man nichts Besonderes. Am nächsten Vormittag um 9 Uhr 30 wurden sie aufgefunden. Ein scharfer Kohlendunst lag in der Luft. Zola lag mit Kopf und Schultern auf der Bettvorlage und mit den Füßen auf der Bettkante; wahrscheinlich hatte er versucht aufzustehen und ein Fenster zu öffnen. Frau Zola lag bewusstlos im Bett. Mehrere Ärzte stellten Wiederbelebungsversuche an; es gelang aber nur, Frau Zola ins Leben zurückzurufen.

Zwei kleine Hunde, die auf dem Boden im Schlafzimmer gelegen hatten, hatten keinen Schaden genommen.

Durch das Verhör des Dienstpersonals und der Mieter erfuhr man, dass der Kamin in der oberen Etage kürzlich repariert worden war, ohne dass man dafür gesorgt hatte, die Verbindung mit dem Kamin der unteren Etage abzuschneiden.

Paris, 30. September. Die Ärzte nahmen an diesem Morgen

die Autopsie von Zolas Leiche vor. Im Bericht erklärten sie, dass der Tod unzweifelhaft durch Einatmung von Kohlenoxidgas verursacht wurde.

Ein Polizeikommissar wurde von Frau Zola empfangen, wobei sie erklärte: »Am Abend wurde mit Briketts Feuer im Kamin gemacht. Mein Mann sagte zu mir: Da es nun angezündet ist, lasse es brennen, bis es von selbst ausgeht.«

> Für den Gerichtsmediziner ist bei einer Obduktion das erste und entscheidende Indiz für eine Kohlenmonoxidvergiftung die hellrote Farbe der Totenflecken. Dies entsteht durch die Verbindung des CO mit dem Blutfarbstoff Hämoglobin. Da auch der Muskelfarbstoff Myoglobin auf diese Weise reagiert, schneidet man in die Oberschenkelmuskulatur hinein, und wenn sich dieselbe Verfärbung zeigt, so ist die Diagnose klar. In der blumenreichen Sprache der Pathologie sprechen wir von »kirschrot«.

Der Weg ins Jenseits

Jene Wahrsager, die uns ein Leben im Jenseits prophezeien, erklären auch den Weg dorthin und was dabei so alles passiert. Für einen halbwegs klar denkenden Menschen ist es etwas schwierig zu folgen, denn zunächst muss man wohl sterben, um im »Jenseits« etwas zu erleben. Aber so ganz tot sein darf man nicht, denn wir sollen uns ja in einem röhrenförmigen Kanal auf ein Licht zu bewegen, wo wir schon von Personen erwartet werden, und dort ist dann das Jenseits oder was auch immer. Das alles werden wir sehen und empfinden, allerdings ohne Hirn, denn dieses ist ja nach dem Sterben kaputt und tot.

Für das alles hat sich der Begriff »Nah-Todeserfahrung« oder auch »Schwellenerlebnisse zwischen Leben und Tod« eingebürgert. Dass es solche Erlebnisse gibt, steht außer Zweifel. Durch Intensivmedizin und Reanimation ist es möglich geworden, immer mehr Menschen aus Grenzsituationen ins Leben zurückzuholen, und diese berichten dann über ihre »Erlebnisse«. Aber das funktioniert auch bei anderen Gelegenheiten: in der Narkose, bei Erstickungsanfällen, im Halbschlaf, beim Erwachen oder vor dem Einschlafen und bei so genannten Trance-Zuständen. Es sind Erlebnisse, also lebt man dabei. Geschildert wird eine Änderung des Raum-Zeiterlebens, d. h. die Betroffenen fühlten sich tatsächlich in einer anderen Welt, teils zu einem Punkt geschrumpft, teils wie ins Unendliche ausgebreitet. Dies ist verbunden mit einem Glücksgefühl und danach der Enttäuschung, zurückkehren zu müssen. Häufig kommt es zu Lichthalluzinationen, Tunnelphänomenen und einer Schein-Existenz außerhalb des eigenen Körpers. Im Unterschied zum Traum sind die Sterbeerlebnisse durch ein gesteigertes Bewusstsein charakterisiert.

Meist gliedert sich eine Nah-Todeserfahrung in drei Stufen, die hintereinander ablaufen.

1. Austritt des Ich, »Out of body«-Erlebnis
Das Ich tritt aus dem Körper und nimmt diesen von außen wahr, d. h. man »sieht« meist von oben her seinen eigenen Körper daliegen. Es entsteht zwar eine Distanzierung zwischen Körper und Psyche, jedoch gibt es noch eine Beziehung des erlebenden Ichs zum Körper sowie der Umwelt. Nur, wer eigentlich etwas sieht, bleibt unklar, denn es gibt nur zwei Augen, und die bleiben im Körper. Diese Trennung von Leib und »Seele« ist eine uralte und nicht seltene Erfahrung der Menschen. Viele Leute haben das schon durchgemacht, also »erlebt«, und sind nicht gestorben, denn sie konnten darüber berichten.

2. Ablauf des »Lebenspanoramas«, Zeitrafferphänomen
Das Ich erlebt zeitlich gerafft in rückwärtiger Folge, d. h. vom Sterbeerleben bis zur ersten Erinnerung wichtige Ereignisse seines Lebens und bewertet sie moralisch. Es geschieht eine Art Vergangenheitsbearbeitung. Bekanntestes Beispiel ist der Absturz im Gebirge, wenn innerhalb von Sekunden unzählige Lebensstationen wie im Film ablaufen. Viele Bergsteiger haben schon solche Erlebnisse gehabt. Besonders interessant daran ist, dass die Beurteilung des eigenen Lebens, natürlich in den verschiedenen Kulturkreisen, sehr unterschiedlich erfolgt. Ein nepalesischer Sherpa bewertet nach anderen Kriterien als ein amerikanischer Hobbybergsteiger.

3. Lichterleben, Verwandlung in eine andere Dimension
Dies ist eine in die Zukunft gerichtete Ich-Ausweitung, die als Verwandlung erlebt wird. Es kommt zu einer Wandlung in eine

Form- und Gestaltlosigkeit jenseits unseres Raum- und Zeitgefühles, gepaart mit hellen Lichterscheinungen. Vor allem als »Licht am Ende einer Röhre«. Physikalisch ausgedrückt, wäre es der Übergang in eine andere Dimension, medizinisch wissen wir über solche veränderliche Raum-Zeit-Strukturen bei veränderten Bewusstseinszuständen. Greifen wir als konkretes Beispiel den alternden Menschen heraus, der zunächst die zeitliche und örtliche Orientierungsfähigkeit verlieren kann, zuletzt die Beziehung zur eigenen Person: Er weiß nicht, wo er sich befindet, er weiß nicht, wie spät es ungefähr ist, schließlich weiß er nicht mehr, wer er eigentlich selbst ist. Ein solcher Zustand ist aber nicht sehr erstrebenswert.

Formal sind die Sterbeerlebnisse für alle Menschen dieser Erde gleich, die Details sind in den verschiedenen Kulturräumen abhängig vom jeweiligen kulturellen und religiösen Weltbild, von der Persönlichkeitsstruktur und der Biografie des Erlebenden.

Gläubige Christen sehen Jesus, während Hindus ihre Gottheiten treffen und so weiter. Es gibt Berichte, wonach Christen den hl. Petrus an der Himmelspforte gesehen haben, aber es gibt bisher keinen berichteten Fall, in dem ein bestimmter Gläubiger eine Gottheit aus einer anderen Religion getroffen hätte.

Natürlich haben Zauberer, Priester und Religionsgemeinschaften sich dieser Phänomene angenommen und sie für ihre Zwecke der Heilsversprechen nach dem Tode eingesetzt. Es ist ja wirklich eindrucksvoll und aufwühlend, wenn ein Betroffener über solche Erlebnisse berichtet. Jedoch sollte man bei aller Begeisterung und Jenseitszuwendung nicht vergessen, dass alle diese Phänomene an jungen gesunden Versuchspersonen experimentell ganz einfach zu erzeugen und also ohne Sterbensumstände nachvollziehbar und wiederholbar sind.

Im Universitätsklinikum Rudolf Virchow in Berlin wurde 1994 an 42 jungen Menschen durch experimentelle Einschränkung des Blutkreislaufes ein Sauerstoffmangel im Gehirn erzeugt. Letzterer bestand bis zu 22 Sekunden, die Versuchspersonen wurden bewusstlos. Nach dem Wiedererwachen berichteten sie einhellig über »Out of body«-Eindrücke, Lebensrückblicke, Licht- und Tunnelerscheinungen, den Übertritt in eine andere Welt, Stimmen- und Gesichtererkennen, Wohlgefühl und Schmerzlosigkeit. Einer sagte wörtlich: »Ich denke, wenn ich in diesen Momenten hätte sterben sollen, so wäre ich sofort damit einverstanden gewesen.«

Diese Experimente zeigen, dass solche Erlebnisse nicht an das Sterben und ein Jenseits gebunden sind, sondern durch Sauerstoffmangel im Gehirn erzeugt werden können. Auch bei Drogenkonsum, z. B. LSD, können derartige Erlebnisse auftreten.

Es ist bekannt, dass Angst, Sauerstoffmangel, diverse Drogen und dergleichen im Gehirn zu breit gestreuten, zufälligen Entladungen der Neurone führen. Je nachdem, wo dieses »Feuern der Neurone« nun auftritt, ergeben sich verschiedene Effekte. Geschieht dies im Schläfenlappen, so werden Schwebe- und Fliegerfahrungen, blitzartige Rückblenden und Gefühle religiösen Inhalts hervorgerufen. Im Sehsystem des Gehirns sind die Zellen so organisiert, dass viele das Zentrum des Sehfelds versorgen und weit weniger die Peripherie. Wenn nun alle Zellen nach dem Zufallsprinzip feuern, entsteht der Eindruck von »heller« in der Mitte und »dunkler« an den Rändern. Das ist der Ursprung des Tunnelphänomens.

Nah-Todeserfahrungen entstehen im noch lebenden Gehirn und sind nicht unbedingt ein Blick in ein anderes »Leben« nach dem Sterben. Da das Sterben individuell völlig unterschiedlich abläuft, kann nicht generell auf solche Erlebnisse gehofft werden. Diese einfachen, experimentell jederzeit reproduzierbaren Phänomene zu religiös-ideologischen Zwecken zu missbrauchen ist unredlich.

> »Nah-Todeserfahrungen« haben mit dem Tod nichts zu tun, die Bezeichnung ist irreführend.
> »Erlebt« man etwas, so arbeitet das Gehirn und wir können uns erinnern. Sterben wir, so stirbt auch das Gehirn, und wir haben kein Organ mehr, um weiter sehen, fühlen und vor allem uns erinnern zu können. Wenn wir uns an nichts erinnern, so haben wir nichts davon, denn wir wissen ja dann von einer Sekunde auf die andere nicht, was los ist. Desgleichen ist ja auch ein Schlaf ohne Traum nicht sehr interessant, denn wir erinnern uns nicht.

Warum sind Nah-Todeserlebnisse so eindringlich und im Bewusstsein so erfolgreich? Sie verdrängen die Angst vor dem Tod, wirken beruhigend, was Sinn und Zweck des Lebens angeht, und werden von unserem Gehirn als »Wahrheit« akzeptiert, weil wir an solche Aussichten glauben wollen. Wenn man eine wunderbare Nah-Todeserfahrung erlebt hat, so bedeutet dies doch, dass man ein guter Mensch ist und schon fast in den Himmel gekommen wäre. Und das wollen doch alle!

Mit dem Tod ist noch lange nicht Schluss

Die Biografien bekannter Persönlichkeiten gehen mit dem Tod jener Leute zwar zu Ende, denn »bios«, also »das Leben«, ist aus. In einzelnen Fällen ist aber die irdische Wanderung noch nicht zu Ende und von einer letzten Ruhe kann keine Rede sein. Es gibt so etwas wie die postmortale Fortsetzung der Biografie, also was mit dem Leichnam so alles geschehen ist. Da werden Körperteile amputiert, Reliquien hergestellt, Skelette ausgegraben, Särge vertauscht, und an abenteuerlichen Geschichten mehr.

Kopfjägerei

In den Kulturen der alten Völker geschah es nicht selten, dass Köpfe abgetrennt wurden. Man schrieb ihnen eine magische Bedeutung zu, erkannte den Kopf als Sitz der Gedanken und das Gesicht als Erkennungsmerkmal der Person. Daher wurden besiegte Feinde geköpft, später nur mehr skalpiert, die Schädel oft öffentlich ausgestellt. Die Köpfe der eigenen Herrscher und würdigen Vorfahren bewahrte man zur kultischen Verehrung auf, meist in der Hoffnung, so den überragenden Geist des Verstorbenen auf die Lebenden übertragen zu können. Eine ganz andere Wurzel hatte die Kopfjägerei in Mitteleuropa um die Wende vom 18. zum 19. Jahrhundert. Es begann in Wien, und es begann mit der Schädellehre des Dr. Franz Joseph Gall (1758–1828). Dieser Dr. Gall behauptete, aus der Form eines Kopfes und unter Berücksichtigung kleinster Vertiefungen oder

Vorwölbungen der Schädelknochen, Rückschlüsse auf geistige und charakterliche Eigenschaften der Menschen ziehen zu können. Seine Vorträge über dieses Thema wurden in Wien vom Publikum gestürmt, jeder wollte von sich selbst, vor allem aber von den anderen wissen, ob dort nicht die Anlage zum Dichter, Musiker, Geschäftsmann oder vielleicht zum Betrüger oder Mörder schlummere. So wurde das Interesse an Totenschädeln in das breite Publikum hineingetragen, die Totengräber machten ausgezeichnete Geschäfte. Ein Anatomieprofessor aus Berlin schrieb 1802, »dass man von den Totengräbern des großen Spitals in Wien schön gebleichte Knochen, gesprengte Köpfe usw. äußerst wohlfeil kaufe, da dergleichen bei dem Anatomiewärter in Berlin sehr teuer ist.« Die Wiener Totengräber hatten diesen Nebenverdienst dringend nötig, denn ihr Gehalt betrug im Jahre 1800 lediglich 8 Gulden jährlich. Um einen Gulden bekam man 2 kg Butter bzw. 5 kg Rindfleisch.

Die Kopfjägerei in Wien zielte vor allem auf die Schädel berühmter Persönlichkeiten:

Der Schädel Haydns wurde gestohlen

Joseph Haydn starb im Alter von 77 Jahren am 31. Mai 1809 in Wien. Es war die Zeit der Napoleonischen Kriege, im allgemeinen Durcheinander der militärischen Besetzung Wiens gelang es wenige Tage nach dem Begräbnis die Leiche heimlich zu exhumieren und den Kopf abzuschneiden. Erst als viele Jahre später die sterblichen Überreste Haydns nach Eisenstadt in die Domäne der Fürsten Esterházy überführt werden sollten, entdeckte man das Fehlen des Schädels. Beim Öffnen des Sarges fand sich nur die Perücke. Der Fürst setzte einen »Finderlohn« aus und bekam prompt – einen falschen Schädel. Wieder einige Jahre später legte der Dieb Joseph Rosenbaum, ein Sekretär von Nikolaus

Fürst Esterházy zwar ein Geständnis ab, vermachte aber testamentarisch den Skelettschädel an Johann Peter, den Verwalter des Provinzalstrafhauses mit der Bitte die Reliquie der Gesellschaft der Musikfreunde in Wien zu übergeben. Nach dem Tod von Peter war jedoch das wertvolle Erbstück verschwunden, es ist, wie sich später herausstellte, von Peters Witwe dem Arzt Dr. Haller übergeben worden und von diesem erhielt 1852 der Pathologe Carl Rokitansky den Schädel, den er jahrelang in seinem Museum aufbewahrte. Erst 1895 überreichten die Söhne Rokitanskys das Museumsstück der Gesellschaft der Musikfreunde, wo der Schädel in einer Glasvitrine bis 1954 öffentlich ausgestellt blieb. Erst dann wurden Rumpf und Kopf gemeinsam in einem neuen Sarg in Eisenstadt im Burgenland bestattet, die Irrwege des Schädels waren zu Ende.

Über den Schädel Mozarts wird gestritten

1791 ist Wolfgang Amadeus Mozart in einem »allgemeinen einfachen Grab« beerdigt worden. Niemand hat sich um die Grabstätte gekümmert. 1865, also 70 Jahre später, erklärte Andreas Schubert, der Bruder des Komponisten Franz Schubert, »der Schädel Mozarts befindet sich in den Händen des Kupferstechers Hyrtl.« Dieser war wiederum der Bruder des weltberühmten Anatomen Joseph Hyrtl (1810–1894) und er soll den Schädel von der Totengräberfamilie des St. Marxer Friedhofes erhalten haben. Der Anatom Hyrtl erbte später den Schädel, untersuchte ihn und war von seiner Echtheit überzeugt. Letztendlich schrieb er: »Den Schädel selbst vermache ich hiermit der Stadt Salzburg.« So gelangte der Kopf in den Besitz der Stiftung Mozarteum, wurde zunächst in Mozarts Geburtshaus öffentlich ausgestellt, nach Protesten der Besucher aber wieder weggeräumt. Und dann begann ein Streit der Gutachter und wissenschaftlichen Experten. Die einen erklärten den Schädel für authentisch, die anderen lehnten diese Beurteilung kategorisch ab. Anlässlich des Gedenkjahres 1991 zum 200. Todestag Mozarts wurde der Schädel mittels der anthropologischen Methode einer Weichteilrekonstruktion nochmals begutachtet. Dieses Verfahren ist seit vielen Jahren in der Kriminalistik und Gerichtsmedizin erprobt und hat sich bewährt. Das Ergebnis war eine verblüffende Ähnlichkeit der Mozart-Porträts mit der Gesichtsrekonstruktion. Die Stiftung Mozarteum erklärte jedoch am 20. November 1991: »Der wissenschaftliche Beweis, dass es sich um den Schädel Mozarts handelt, konnte nach dem gegenwärtigen Stand der Forschung nicht erbracht werden.« Der Druck der Öffentlichkeit war allerdings groß, denn es hatten sich zwei Parteien gebildet. Die einen forderten, der Schädel müsse bestattet werden, konnten aber nicht sagen, wo, denn Mozarts Grab ist bekanntlich verschollen. Die anderen argumentierten, der Schädel dieses Jahrtausendgenies solle in einem eigenen Mausoleum in Salzburg aufbewahrt werden, dies erinnerte jedoch wieder an Lenin.

Und so endete alles mit einer österreichischen Lösung – es geschah gar nichts und der Schädel ist in Salzburg unter Verschluss.

Cromwells Leichnam wurde hingerichtet

Im englischen Bürgerkrieg kämpften von 1642–1648 puritanische Parlamentarier gegen königstreue Royalisten. Es ging um die Einschränkung der königlichen Macht. Oliver Cromwell (1599–1658) war der Anführer der siegreichen Puritaner, der Stuart-König Charles I. wurde hingerichtet und England war eine Monarchie ohne König geworden. Andererseits hatte Cromwell als Lordprotector von England das »Commonwealth« geschaffen und herrschte eigentlich diktatorisch. Aber nie mehr in der Geschichte Englands gab es eine derartige Polarisierung der

Bevölkerung. Als Cromwell am 3. September 1658 starb, wurde sein einbalsamierter Leichnam in der Westminister Abbey bestattet. Nachdem 1660 die Royalisten wieder an die Macht gekommen waren, übten sie groteske Rache. Der Leichnam wurde exhumiert und am Richtplatz in London exekutiert, d. h. zunächst am Galgen aufgehängt und danach enthauptet. Den Kopf steckte man auf eine Metallstange und präsentierte ihn zur Abschreckung. Durch die Balsamierung war er noch gut erhalten. Um 1685 verschwand der Schädel dann und gelangte in Privatbesitz, später fand sich Cromwells Kopf in einem kleinen Museum. Durch Kauf und Verkauf wechselte er mehrfach den Besitzer, zeitweise wurde er auch ausgestellt.

Seit 1960 befindet sich der Kopf eingemauert in Cromwells alter Schule, dem Sidney Sussex College in Cambridge, die genaue Stelle wird aber nicht preisgegeben.

Das Gesicht von Kardinal Richelieu

Armand-Jean du Plessis Herzog von Richelieu (1585–1642) dirigierte als leitender Minister unter Ludwig XIII. die Staatsgeschäfte Frankreichs. Er kämpfte gegen die französischen Protestanten, die Vorherrschaft der Habsburger in Europa und die Privilegien des Hochadels in Frankreich. 1633 gründete er die Académie Française.

Zum Zwecke der Einbalsamierung wurde der Kopf der Leiche derart aufgesägt, dass eine vordere Gesichtshälfte und eine rückwärtige Hinterkopfhälfte entstand. Dann bestattete man Kardinal Richelieu in der Kapelle der Sorbonne. In den Wirren der Französischen Revolution wurde 1793 seine Gruft geöffnet, die vordere Hälfte des Schädels gestohlen und der »gesichtslose Leichnam« in einem Kellerloch verscharrt. Das Gesicht des Kardinals war noch ganz gut konserviert und kam 1796 in den Besitz der Familie Armez. 1860 wurden Fotografien angefertigt und das Relikt am 15. Dezember 1866 nach Intervention von Kaiser Napoleon III. neuerlich in der Kapelle der Sorbonne beigesetzt; der restliche Körper war aber schon lange verschwunden. Jetzt wurde auch – 224 Jahre nach Richelieus Tod – eine Totenmaske angefertigt. 1895 öffnete man das Grab des Gesichts noch einmal auf Wunsch eines historisch interessierten Politikers, seither herrscht Ruhe.

Das Verschwinden des Voltaire

Als Voltaire wenige Wochen vor seinem Tod in einem Pferdegespann durch die Straßen von Paris fuhr, feierte ihn das Volk. Es war 1778, also elf Jahre vor Ausbruch der Revolution. Voltaire war der Vorkämpfer einer Epoche, der streitbare Verfechter von Toleranz und Meinungsfreiheit, von Gerechtigkeit und Menschenwürde. Er war es, der diesen Gedanken in der Öffentlichkeit Gehör verschafft hat. Damit geriet er aber zwangsläufig in Konflikt mit dem Klerus, und das sollte sich fatal auswirken.

Am 30. Mai 1778 starb François Marie Arouet, der sich Voltaire nannte, an einer Harnwegsentzündung, er stand im 84. Lebensjahr. Da sein Tod ja nicht unvorhergesehen kam, war bereits alles arrangiert worden. Ohne den Sanktus der katholischen Kirche gab es damals keine Chance auf ein würdiges Begräbnis. Es existierte zwar das berühmte Papier vom 28. Februar 1778, worin Voltaire geschrieben hatte: »Ich sterbe in Anbetung Gottes, in Liebe zu meinen Freunden, ohne Hass gegen meine Feinde und in Ablehnung des Aberglaubens.« Die Kommunion hat er jedoch nicht empfangen, und das genügte: Die geistlichen Instanzen in Paris verweigerten ein kirchliches Begräbnis, die weltlichen Instanzen verboten Nachrufe in den Zeitungen. Das war den Verwandten schon vor seinem Tod bekannt. Als Voltaire gestorben war, geschah Skurriles und Makabres. Ein Chirurg und ein Apotheker nahmen die Sektion des Leichnams und die Einbalsamierung vor. Der Chirurg behielt sich das Gehirn, das Herz erhielt der Marquis de Villette. Der Leichnam wurde mit Hausrock, Perücke, Nachtmütze bekleidet, in eine Kutsche gesetzt und in eine Stellung gebracht, wie sie ein schlafender Mann einnimmt. Ein Neffe Voltaires war Titularabt von Seilliéres, dort fuhr man hin. Die Abtei befand sich in der Nähe von Troyes, also etwa 80 Kilometer entfernt. Ohne Beanstandung ließen die Beamten an der Pariser Stadtgrenze das Gefährt mit dem schlafenden Mann passieren. In der Klosterkirche angekommen, wurde die Leiche im Keller in einem einfachen Sarg beigesetzt und eine Messe gelesen.

Damit man später den Platz erkennen könne, legte man über den Sarg einen Stein mit der Inschrift: A 1778 V. A stand für Arouet, V für Voltaire. Aber damit war diese Mischung aus Satyrspiel und Tragödie noch lange nicht aus. Die Nationalversammlung beschloss nämlich, Voltaire im Pantheon zu bestatten. An Voltaires 13. Todestag, am 30. Mai 1791, wurde der Sarg exhumiert und später nach Paris übergeführt.

Es kam aber nicht alles in Paris an. Ein Fußskelett erhielt das Museum in Troyes, ein Fersenbein wurde gestohlen, desgleichen zwei Zähne. Der Sarg blieb 23 Jahre im Pantheon; 1814 drangen ultrakonservative Monarchisten ein, brachen die Sarkophage von Voltaire und Rousseau auf und schleppten die Knochen davon. Wahrscheinlich wurden sie nahe dem Seine-Ufer auf einem Schuttabladeplatz vergraben. Die sterblichen Überreste Voltaires und Rousseaus wurden nie wieder gefunden. Das Gehirn Voltaires, das der Chirurg entnommen hatte, wechselte mehrmals den Besitzer und ist heute verschollen. Das Herz brachte der Marquis de Villette nach Ferney und stellte es im ehemaligen Schlafzimmer Voltaires auf. 1864 wurde alles versteigert, das Gefäß mit dem Herz kam in die Pariser Nationalbibliothek. Dort befindet es sich noch immer.

Sein Körper ist verstreut, aber solange es in unserer Welt Unrecht, Intoleranz und Unmenschlichkeit gibt, wird der Geist Voltaires präsent sein, um unser Streben nach Vernunft und Humanität zu leiten.

Geschäfte mit Löwenherz

Richard I. Löwenherz (1157–1199), König von England, war Teilnehmer am Dritten Kreuzzug. Dort verfeindete er sich mit dem Babenberger Herzog Leopold V. Als er auf dem Rückweg in der Wiener Vorstadt Erdberg erkannt wurde, ließ ihn Leopold 1192 zunächst auf der Burg Dürnstein in der Wachau gefangen setzen. Dies war ein Bruch des gültigen Völkerrechts, denn Teilnehmer an Kreuzzügen genossen besonderen Schutz. Schließlich wurde Richard an den deutschen Kaiser Heinrich VI. ausgeliefert. Das unvorstellbar hohe Lösegeld von 100 000 Mark Silber teilten sich der Deutsche und der Österreicher.

Nachdem Richard 1194 nach zweijähriger Haft freigelassen wurde, verbrachte er die letzten fünf Jahre mit der Verteidigung seiner Besitzungen in Frankreich. Bei der Belagerung einer Burg des Grafen von Limoges starb er am 6. April 1199 an einer Infektion infolge einer Pfeilwunde.

Richard I. Löwenherz wurde in der Kirche von Fontevraud bestattet, auf seine testamentarische Anordnung hin bekamen die Bürger von Rouen sein balsamiertes Herz, als Dank für ihre Loyalität. Das Herz galt jahrhundertelang als verschollen, 1838 wurde ein Bleigefäß entdeckt mit der Inschrift: »*Hic jacet cor Ricardi Regis Anglorum.*« In dem Behälter fand sich ein vertrocknetes, geschrumpftes Gebilde, möglicherweise das Herz.

Da die Engländer nicht wahrhaben wollten, rein gar nichts von ihrem König zu besitzen, wurde von den Geistlichen der All-Hallows-Kirche in London ein Kästchen auf den Altar gestellt und behauptet, es enthalte das Herz des Königs. Was wirklich darin war, wurde nie überprüft. All denen, die durch Spenden zur Erhaltung der »Herzkapelle« beitrugen, wurde ein Ablass versprochen. Die Geschäfte gingen einige Zeit ganz gut, dann schlief die Sache ein.

Das Gehirn Albert Einsteins

Am 18. April 1955 starb in Princeton, New Jersey, Albert Einstein (geb. 1879), einen Monat nach seinem 76. Geburtstag. Die Obduktion ergab als Todesursache das Platzen eines arteriosklerotischen Aneurysmas der Bauchaorta, d. h. eine Ausbuchtung der Hauptschlagader war infolge von Arterienverkalkung eingerissen, was zu einer massiven Blutung an der Rückseite der Bauchhöhle geführt hätte.

Bei der Autopsie wurde das Gehirn entnommen und dem Pathologen Dr. Tom Harvey übergeben.

Die Einäscherung des Körpers fand noch am Todestag um 16 Uhr statt. Zehn Personen waren anwesend, die Asche wurde zerstreut. Das war ein Wunsch Einsteins, er wollte nichts hinterlassen, das später zur Weihe- oder Pilgerstätte werden könnte. Entgegen aller Meldungen in der Laienpresse war Einsteins Gehirn nie verschollen und musste daher auch nicht von Reportern des »New Jersey Monthly« ausgeforscht und aufgestöbert werden. Die Untersuchung des Gehirns erfolgte gründlich und intensiv, allerdings fand man nichts Entscheidendes. Es konnten lediglich vermehrt Nähr- und Stützzellen (sog. Gliazellen) gefunden werden, ob dies aber auf eine erhöhte Hirn-Aktivität schließen lässt, blieb ungeklärt. Insgesamt acht Neuropathologen arbeiteten an der Erforschung von Einsteins Gehirn, daher entstand das Gerücht, Gewebsteile wären über das ganze Land verteilt worden. Lediglich der japanische Einstein-Biograf Kenji

Sugimoto in Osaka bekam drei kleine Gehirnstückchen als Souvenir.

Wie nicht anders zu erwarten, konnte die mikroskopische Analyse von Einsteins Gehirn keinen Hinweis erbringen, wo etwa das physikalische Genie zu lokalisieren wäre. Ähnliches hatte sich ja schon wesentlich früher, bei der Untersuchung des Gehirns von Lenin zugetragen, auch dabei konnte der Sitz des Bolschewismus im Zentralnervensystem nicht aufgefunden werden.

Nur Chopins Herz kehrte heim

Frédérik Chopin (1810–1849) stammte aus einer französischen Familie, die nach Polen ausgewandert war. Er selbst wuchs als musikalisches Wunderkind auf. Aus künstlerischen wie aus politischen Gründen verließ er 1831 Warschau und lebte danach in Paris. Seine körperliche Konstitution war immer schon schwach, darüber hinaus war er extrem untergewichtig, denn bei einer Größe von 1,80 Meter wog er nur 44 Kilogramm. Viele Jahre war er lungenkrank, schließlich starb er an Tuberkulose. In seinem Testament, das an die Schwester Ludowika gerichtet ist, schrieb er: »Ich wünsche mir, dass Du mein Herz nach Polen mitnimmst.« Einige Monate nach Chopins Tod befand sich sein Herz, einbalsamiert und in eine Urne gebettet, im Reisegepäck der Schwester. Über die polnische Grenze musste sie das Behältnis unter ihrem Rock versteckt schmuggeln, denn Warschau war in jenen Tagen von den Russen besetzt, es herrschte Kriegszustand. Daheim, in der Heiligen-Kreuz-Kirche, wurde eine Gedenkstätte errichtet und das Gefäß mit dem Herzen hinter einem Stein eingemauert. Während der Besetzung Warschaus durch Nazi-Deutschland zerstörte man die Kirche, das Herz konnte aber vorher in Sicherheit gebracht werden. Jetzt ist die Kirche wiederaufgebaut und beherbergt eine Chopin-Gedenkstätte mit der Herzreliquie.

Die Irrfahrten des Kolumbus

Kolumbus starb am 20. Mai 1506 in Valladolid (Nordspanien) an der Gicht. Er wurde 55 Jahre alt. In der Krypta des Franziskanerklosters wurde der Leichnam zur (vorläufig?) letzten Ruhe gebettet. Das Fragezeichen steht zu Recht, denn was dann weiter geschah, ist ziemlich unklar. Angeblich passierte Folgendes:
- *Erste Überführung* irgendwann zwischen 1509 und 1514 von Valladolid in das Kartäuserkloster von Sevilla.
- *Zweite Überführung* zwischen 1537 und 1549 über den Atlantik nach Santo Domingo auf der Insel Hispaniola (heute Dominikanische Republik). Nach jahrelanger Weigerung des Klerus schließlich Beisetzung unter dem Hochaltar der Kathedrale Santa Maria la Menor. Dort wurden auch sein Sohn Diego, sein Enkel Don Luis und sein Bruder Bartolomeo bestattet.
- *Dritte Überführung* im Jahre 1795 nach Havanna (Kuba). Hispaniola war von den Franzosen erobert worden, die spanische Kolonialverwaltung floh und nahm den Sarg mit.
- *Vierte Überführung* im Jahre 1899 zurück nach Sevilla, nachdem Kuba die Unabhängigkeit erlangt hatte. Unter einem pompösen Marmor-Denkmal im Dom zu Sevilla kam es erneut zu einer feierlichen Beisetzung.

Was aber geschah wirklich?
Anfang Dezember 1877 stießen Arbeiter bei Ausbesserungsarbeiten in der Kirche Santa Maria la Menor in Santo Domingo auf eine bis dahin unbekannte Grabkammer mit einem Bleisarg, der menschliche Gebeine enthielt. Die sofort hinzugezogenen Spezia-

listen fanden auf dem Deckel des Sarges Schriftzüge, die als »Descubridor de la America, primero Almirante« – »Der Entdecker Amerikas, der erste Admiral« – gelesen wurden. Auch aus einem zwischen den Knochen gefundenen Silberplättchen ging hervor, dass hier die Überreste des Illustre Cristóbal Colon lagen. Letzte Zweifel beseitigte eine anscheinend auf dem Boden des Sargs liegende Bleikugel. »Meine alte Wunde brach wieder auf«, hatte Kolumbus auf seiner vierten Reise an die Monarchin geschrieben. Die Wunde muss er sich als junger Mann bei einem Seegefecht zugezogen haben, und der Wundarzt hatte es nicht gewagt, die offensichtlich von einer Pistole stammende Kugel herauszuoperieren.

Welchen Sarg hatten aber dann die Spanier 1795 nach Havanna mitgenommen? Den falschen? Denn neben der neu entdeckten Grabkammer lag eine zweite, eine leere, und dort hatte der Sarg des Sohnes von Kolumbus, Don Diego, gelegen. Das jedenfalls meinten die Experten aus der Dominikanischen Republik. Die Autoritäten aus Spanien waren jedoch anderer Meinung und bezeichneten den Fund als eine Fälschung.

Der Streit um »*los restos de Colon*«, die Überreste des Kolumbus, drehte sich jetzt darum, ob die aufgefundenen Skelettteile die des Vaters Christoph, des Sohnes Diego oder gar des Enkels Luis wären. Dies bekam 1959 Auftrieb, als Charles Goff, Professor für orthopädische Chirurgie an der Yale-Universität, die Skelettteile wochenlang untersuchen durfte. Das Ergebnis: »Knochen zugehörig einem Manne zwischen 55 und 66, kräftiger muskulöser Körperbau, etwa 1,73 m, zog einen Fuß leicht nach, litt an Gelenkrheumatismus, Tod durch Herzschwäche.« Dies waren Erkenntnisse, die eindeutig auf den Entdecker Amerikas hinwiesen. Eines allerdings irritierte den Professor: Das Skelet war nicht vollständig. Lagen die fehlenden Teile vielleicht in Sevilla? Eine genaue Untersuchung der dortigen *restos* wurde ihm zwar verweigert, doch konnte er immerhin ermitteln, dass in der andalusischen Hauptstadt jene Knochen lagen, die dem Skelett in Santo

Domingo fehlten. Wahrscheinlich hatten die Spanier bei ihrer überstürzten Flucht 1795 Vater und Sohn Kolumbus verwechselt und außerdem die Knochen etwas durcheinander gebracht.

Beide Stätten können demnach für sich beanspruchen, das wahre Kolumbus-Grab zu beherbergen. Darüber sind weder die Spanier noch die Einwohner Santo Domingos besonders glücklich.

Das Verwirrspiel geht indessen weiter. In Spanien wird nämlich neuerdings behauptet, dass man weder in Sevilla noch in Santo Domingo die Überreste des Entdeckers der Neuen Welt betrauern könne. Nie im Leben, so die These, hätten die Mönche in Valladolid den Sarg ihres Mitbruders herausgegeben, und als Mitbruder hätten sie Kolumbus zweifellos betrachtet. Um unnötiges Aufsehen zu vermeiden, hätten sie den Erben anlässlich der Überführung nach Sevilla einen versiegelten Sarg mit einer unbekannten Leiche übergeben. Diese hätte alle die weiteren Reisen, wie beschrieben, absolviert.

Diese These wirkt vor allem deswegen so faszinierend, weil sie das leibliche Verschwinden des Entdeckers der Neuen Welt ins Legendäre entrückt. Ganz so, wie es einem Superstar der Weltgeschichte gebührt.

Ein Finger des Galilei

»Verschmähe nicht die Überreste des Fingers,
mit dem die rechte Hand die Himmelsbahnen vermaß.
Niemals gesehene Kreise zeigte sie den Sterblichen;
Mit einer kleinen Anstrengung eines zerbrechlichen Glases wagte sie als erste die Tat,
zu der nicht die erwachsene Titanentochter einst imstande war,
die trotz aufgeschütteter hoher Berge vergeblich versuchte,
in die höchsten Regionen des Himmelsgewölbes aufzusteigen.«
Tommaso Perelli.

Dies ist die Inschrift auf dem Sockel eines Glasgefäßes, welches den skelettierten Mittelfinger Galileo Galileis (1564–1642) enthält. Die Reliquie befindet sich im Instituto e Museo di Storia Della Scienza (Museum für Geschichte der Naturwissenschaften) in Florenz.

Den Finger hatte man bei der Umbettung von Galileis sterblichen Überresten im Jahr 1737 zurückbehalten.

John Barrymores letzte Vorstellung

Zu den bekanntesten und beliebtesten Schauspielern des 20. Jahrhunderts gehörte zweifellos der Amerikaner John Barrymore (1882–1942). Er hatte nach seinem Tod einen makabren letzten Auftritt, denn jemand holte seine Leiche aus dem Bestattungsunternehmen und setzte sie in das Wohnzimmer von Errol Flynn. So wird es berichtet. Wie sich die Geschichte im Detail abgespielt hat, ist hinsichtlich der handelnden Personen nicht ganz geklärt. Flynn erzählt in seiner Autobiografie Folgendes:

Barrymore war bei ihm in Los Angeles einige Wochen zu Gast, bevor er in das Krankenhaus eingeliefert wurde, wo er am 20. Mai 1942 starb. Wie bei Errol Flynn üblich, wurde das Ereignis mit viel Alkohol betrauert. Und da ritt irgendjemanden der Teufel, man holte den Leichnam Barrymores aus dem Bestattungsinstitut und setzte ihn in Flynns Wohnzimmer. Als dieser von der alkoholischen Trauerfeier nach Hause kam, passierte es: »Nachdem ich die Tür zum Wohnzimmer geöffnet hatte, drückte ich auf den Lichtschalter. Das Licht flammte auf und – ich starrte in Barrymores Gesicht! Seine Augen waren geschlossen. Er sah aufgedunsen, bleich und blutleer aus. Sie hatten ihn noch nicht einbalsamiert. Ich stieß einen wahnsinnigen Schrei aus.«

Errol stürmte aus dem Haus. Seine Freunde fingen ihn auf der

Veranda ab und überzeugten ihn davon, dass alles nur ein Gag war.

Es ist unwahrscheinlich, dass Errol Flynn eine solche Geschichte einfach erfunden hat. Überdies nannte er namentlich den Regisseur Raoul Walsh als Drahtzieher. Derselbe bestätigte in seinen Memoiren die Sache und gab sie mit nur geringfügigen Abweichungen wieder. Es existieren weitere Varianten dieses Vorfalls, wobei auch Humphrey Bogart und Peter Lorre beteiligt gewesen sein sollen, beide ebenso tüchtige Trinker wie Flynn.

Ob es sich wirklich so abspielte oder ob alles nur einer vom Alkohol benebelten Fantasie entsprang, lässt sich nicht mehr klären, die »Story« gehört jedenfalls inzwischen zum festen Bestand der Hollywoodlegenden.

Gesichert ist, dass John Barrymore am 2. Juni 1942 auf dem Calvary Cementary in Los Angeles bestattet wurde. Danach ward er nicht mehr gesehen.

Der Kopf des Mörders Lucheni

Am 10. September 1898 wurde Kaiserin Elisabeth von Österreich in Genf auf der Uferpromenade vom 25-jährigen italienischen Anarchisten Luigi Lucheni (1873–1910) mit einer spitzen Eisenfeile in das Herz gestochen. Zwanzig Minuten später war sie tot. Der Attentäter wurde verhaftet und von einem Geschworenengericht zu lebenslänglichem Gefängnis verurteilt. Die Todesstrafe war in Genf abgeschafft. Nach der Urteilsverkündung rief Lucheni: »Es lebe die Anarchie! Tod den Aristokraten!«

Nach 12 Jahren Haft wurde Lucheni am 17. Oktober 1910 erhängt in seiner Zelle aufgefunden. Die offizielle Version eines Selbstmordes wurde angezweifelt, die näheren Umstände blieben ungeklärt. Sicher ist hingegen, dass man den Leichnam seziert hat und Kopf, Hände sowie Hoden »zu wissenschaftlichen Zwecken« in drei Glasbehältern in Formalin konservierte. Anthropologen sollten sich später damit befassen, denn man glaubte zu jener Zeit, Verbrecher an äußeren Körpermerkmalen erkennen zu können. Viele Jahrzehnte stand der Glastopf mit dem Schädel Luchenis im Gerichtsmedizinischen Institut der Universität Genf. Nach Intervention von Österreich kam das »Präparat« als Dauerleihgabe nach Österreich und wurde seit 1985 im Pathologisch-Anatomischen Bundesmuseum aufbewahrt. Eine Bedingung war dabei, »dass der Kopf weder öffentlich zur Schau gestellt, noch in irgendeiner Form publizistisch verwertet wird«. Das Museumsstück war außerdem recht unansehnlich, ein Kopf in einer trüben Konservierungsflüssigkeit, die Haare ausgefallen, das Gesicht verquollen.

Nachdem durch Zeitungsberichte dieser Neuzugang des Museums bekannt geworden war, ereignete sich typisch Österreichisches. Die einen, vor allem Journalisten, wollten den Kopf sehen und fotografieren, die anderen, als Stimme des Volkes, protestierten und sprachen von Leichenschändung. Der zuständige Sektionschef erklärte: »Momentan können wir uns damit nicht beschäftigen, weil wir wichtigere Dinge zu erledigen haben.«

Im Frühjahr 2000 wurde die Sache doch noch erledigt. Nach 75 Jahren in Genf und 15 Jahren in Wien wurde der Schädel aus seinem Behältnis geholt und auf dem Zentralfriedhof in Wien, wo die Leichen aus dem Anatomischen Institut bestattet werden, begraben.

Ungefähr zur selben Zeit, als in Wien Luchenis Schädel beseitigt wurde, verschwand aus dem Museum für Anatomie in Paris der Kopf von Margaretha Zelle. Die Dame ist besser bekannt unter ihrem Künstlernamen Mata Hari. 1917 hatte man sie als Spionin erschossen, und ihr Kopf war neben rund 100 weiteren Hingerichteten konserviert und aufbewahrt worden. Der Diebstahl im Jahr 2000 ereignete sich wahrscheinlich während eines Umzuges des Museums.

Geschätzte Zahl der Leichen, die jedes Jahr in den indischen Fluss Ganges geworfen werden	3000
Anzahl der Tonnen von teilweise verbrannten sterblichen Überresten, die ebenfalls in den Ganges geworfen werden	28 820
Anzahl der Schildkröten, die gezüchtet wurden, um das verwesende Fleisch zu vertilgen	1800

Umbetter

Bei einem der zur Zeit aktuellen Quiz-Gewinnspiele im Fernsehen könnte eine Frage lauten: Was ist ein Umbetter? Antworten zur Wahl:
1. Jemand, der in der Nacht mehrere Betten benützt.
2. Ein Designer für Bettenmode.
3. Einer, der von der vorletzten zur letzten Ruhe umbettet.

Im Lexikon von Brockhaus sowie im Meyer findet man dazu nichts. Das Deutsche Wörterbuch der Gebrüder Grimm kennt wenigstens den Begriff »umbetten« und erklärt ganz richtig »Bestatten der Toten in ein anderes Grab«.

Umbetter stehen meist im Dienst der Kriegsgräberfürsorge und haben die Aufgabe, gefallene Soldaten, die nur mehr oder weniger notdürftig verscharrt wurden, zu identifizieren und in ihr jeweiliges Heimatland zurückzubringen. Bei dieser Arbeit gibt es keine Feinde und Gegner mehr!

Hunderttausende Tote des Zweiten Weltkrieges liegen noch immer verstreut, vom Polarkreis bis Nordafrika, von Stalingrad bis zur Normandie und darüber hinaus. Zum Umbetter wird man aus Berufung, das ist nichts für einen einfachen Brotberuf. Es geht nicht nur um die unermesslichen menschlichen Tragödien, mit denen man konfrontiert wird, es geht nicht nur darum, täglich mit Leichenresten beschäftigt zu sein, es geht vor allem um die Zweifel, ob man suchenden Hinterbliebenen ihren Toten zurückgeben kann oder nicht. Nicht selten sind es jene Fälle, bei denen eine Fülle von Indizien für eine bestimmte Identität sprechen, die dann durch eine einzige Unklarheit, einen einzigen Umstand zunichte gemacht wird. Bis schließlich nachträglich doch noch eine Erkennungsmarke auftaucht oder eben nicht.

Der Umbetter arbeitet auf freiem Feld oder in versteckten Geländesenken, im Wald oder auf planierten Lehmböden, natürlich auch auf mehr oder weniger organisierten Friedhöfen. Wer es nicht selbst sieht, hat kaum eine Ahnung, was man alles an einem Skelett und einigen wenigen weiteren Fundstücken feststellen kann.

Einmal war ich bei einer solchen Umbettung dabei: Im Wienerwald, vor allem in der Gegend um Alland, wurden im April 1945 viele Angehörige der Roten Armee bei Luftlandeunternehmen getötet. Das war die Ausgangslage. Unter Führung eines Umbetters gingen wir durch den Wald, als er auf eine flache Bodenmulde wies. Die eingesunkene Erde könnte eine Begräbnisstelle markieren. Mit einem Spaten wurde die Oberfläche abgetragen und bald kamen Knochen zum Vorschein. Der Schädel fehlte. Dies sei fast immer so, erklärte man mir, die Köpfe seien von Tieren ausgegraben und verschleppt worden. Sonst war das Skelett ziemlich vollständig und klar als das eines jungen Mannes zu erkennen. Kleiderreste gab es, jedoch nicht mehr identifizierbar. Die entscheidenden Funde betrafen einen sowjetischen Luftwaffendolch und das Abzeichen der Fallschirmjäger. Damit konnte die Truppenzugehörigkeit bestimmt werden. Wir packten alle Skelettreste in einen Sack, die nächsten Schritte waren dann genaue Altersbestimmung, Fahndung in der russischen Vermisstenliste und Meldung bei der internationalen Suchstelle. So sieht dann die Büroarbeit eines Umbetters aus. Mein Begleiter erzählte mir, dass er in dieser Gegend schon 197 notdürftig verscharrte Soldaten entdeckt hatte.

Es gibt jedoch noch eine andere Art der Soldatensuche. In den westrussischen Wäldern und Sümpfen liegen unzählige deutsche und sowjetische Kriegsgefallene. Sie aufzuspüren und auszurauben ist im heutigen Russland lukrativ. Gesucht werden vor allem Devotionalien des Dritten Reiches, wie Dolche, Abzeichen und Orden, Waffen, Erkennungsmarken und vor allem Zahngold. All das bringt Devisen. Allein in Nordwestrussland vermutet man noch die Überreste von 1,5 Millionen russischer Kriegstoten und von 400 000 deutschen Soldaten.

Aber es geht nicht nur um Vermisste aus dem Zweiten Weltkrieg. Krieg ist bekanntlich ständig irgendwo auf dieser Erde. Uns Mitteleuropäern am nächsten ist derzeit die Tragödie im Kosovo. Umbetter, Kriminalisten und Gerichtsmediziner sind dort tätig, um die bei »ethnischen Säuberungen« verschleppten und ermordeten Zivilpersonen zu identifizieren und zurückzubringen. Was sich hier an Greueltaten abgespielt hat, ist unfassbar. Halb verweste Leichen von Kleinkindern liegen neben Erwachsenen, Schussverletzungen sind oft noch feststellbar. Massengräber werden laufend neu entdeckt, manchmal findet man nur die Erschießungsstätten mit den Blutspuren und Projektilen, jedoch keine Leichen. An solchen Orten wurden die Leichenhaufen durch Sprengstoff in die Luft gejagt und buchstäblich pulverisiert. Besonders raffiniert waren jene Killerkommandos, die ihre Opfer vor der Hinrichtung zwangen, ihre Kleider zu tauschen. Damit wird eine Identifizierung illusorisch. Gebissabdrücke liefern in dieser Gegend auch keine Hinweise, denn welcher kosovoalbanische Bauer hatte schon die Möglichkeit, sich vom Zahnarzt behandeln zu lassen. DNA-Analysen kann niemand bezahlen. Gerichtsmediziner versuchen, Todesursachen zu rekonstruieren. Was dabei herauskommt, ist ebenfalls schrecklich. Beispiel: Männliche Leiche, etwa 50 Jahre alt, Kopfschuss. Das Projektil drang durch die Stirn ein, am Mundboden wieder aus und blieb in der rechten Brustwand stecken. Der Mann muss bei Eintritt des Schusses seinen Kopf nach vorne geneigt haben, wahrscheinlich hatte man ihn gezwungen, sich hinzuknien, bevor er erschossen wurde.

Auf sämtlichen Kriegsschauplätzen der Welt sind zu allen Zeiten Leichen von Soldaten zurückgeblieben. Die natürlichen Zersetzungsprozesse haben die materiellen Rückstände in den biologischen Kreislauf der organischen Substanzen zurückgeholt. Manchmal verhindert dies jedoch die moderne Technik.

Eine makabre Altlast aus dem ersten Tschetschenien-Krieg wird zur Bedrohung für Grosny. In fünf in der Umgebung der tschetschenischen Hauptstadt abgestellten Kühlwagons liegen Hunderte Leichen russischer Soldaten, Gefallene aus dem 1996 beendeten Konflikt. Die Toten waren aus der Stadt Rostow am Don nach Tschetschenien gebracht worden. Hier sollten sie angeblich in einem Labor identifiziert werden. Dieses Labor aber existiert vorerst noch nicht. Da die Kühlung in den zum Teil defekten, zum Teil aufgebrochenen Wagons aussetzt, lässt die sommerliche Hitze die Körper rasch verwesen. Ein Arzt aus Grosny hat bereits vor Seuchen gewarnt, die makabre Fracht stelle ein unkalkulierbares Infektionsrisiko dar.

Diese Zustände waren die Situation von 1996. Ob sich seither etwas Wesentliches geändert hat, ist nicht mehr bekannt geworden.

Neues vom Geschlechtsverkehr

Sex oder Schneeschaufeln

Es ist selten, dass ein Pathologe oder Gerichtsmediziner jenen Toten beneidet, den er gerade seziert. Manchmal kommt es jedoch vor.

Erwünscht wird doch allgemein das plötzliche, unerwartete und vor allem schmerzlose Sterben. Wir sagen meist dazu, es trifft den Menschen wie der Blitz aus heiterem Himmel, er fällt um und wenn er am Boden ankommt, ist er bereits tot.

Etwas ganz Besonderes ist natürlich der Tod während eines Geschlechtsverkehrs. Nicht zu Unrecht wird das Einsetzen des Orgasmus, pikanterweise auf Französisch, »petit mort«, »der kleine Tod«, genannt. Der Atem stockt, es schwinden alle übrigen Empfindungen, man rast der Glückseligkeit entgegen – dabei nicht mehr aufzuwachen ist wahrhaft ein glückliches Ende.

So weit, so schön! Die blanke Statistik zeigt jedoch, dass man mit einem solchen Ereignis nicht spekulieren soll, denn es ist selten. Nimmt man als Kollektiv alle Fälle eines plötzlichen, unerwarteten Todes, so treten nur 0,6% während des Geschlechtsverkehrs auf, anders formuliert: Jeder 164. plötzliche Todesfall ist ein »mors in coitu«.

> Charakteristika des *mors in coitu*
> - Wesentlich häufiger (85 %) bei Männern als bei Frauen (15 %)
> - Häufiger beim außerehelichen Verkehr (75 %)
> - Häufiger in ungewohnter Umgebung
> - Häufiger mit jungen Partnern
>
> Quelle: Nihou University School of Medicine, Tokyo, Department for Legal Medicine.

Während des Geschlechtsaktes steigen Blutdruck, Herzfrequenz, Atemtätigkeit und Sauerstoffverbrauch an. Kommt es zu einem tödlichen Ereignis, so ist es ein akutes Herzversagen. Die Position des Mannes (MOT = male-on-top oder MOB = male-on-bottom) macht dabei keinen Unterschied. Diesbezügliche Empfehlungen an ängstliche Patienten sind daher sinnlos.

Die körperliche Belastung beim Geschlechtsverkehr ist im Vergleich mit anderen alltäglichen Verrichtungen erstaunlich gering und entspricht etwa dem Stiegensteigen. Aber jedermann weiß, dass es auch zu lange und zu steile Stiegen geben kann. Als Faustregel kann gelten: Der Geschlechtsverkehr bedeutet für den Organismus eine ähnliche starke körperliche Belastung wie zehn Minuten Schneeschaufeln, ein paar Stockwerke Stiegensteigen oder eine lockere Fahrradtour. Dazu kann man wirklich nur sagen: Erst der Vergleich macht uns sicher!

Durch die Einführung des Potenzmittels Viagra hat sich doch einiges geändert. Etwa 40 % der Männer im Alter zwischen 40 und 70 Jahren leiden an einer erektilen Dysfunktion, d. h. sie können dann nicht so recht, wenn sie wollen. Viagra unterstützt den Bluteinstrom und damit die Versteifung des Penis, allerdings nur dann, wenn eine sexuelle Stimulation erfolgt. Die Wirkung hält einige Stunden an. Es kommt zu einer vorübergehenden Blutdrucksenkung, Puls und Herzfrequenz bleiben völlig unbeeinflusst. Das bedeutet, dass Viagra als Medikament ungefährlich ist. Dagegen kann gefährlich werden, was ein Mann, unterstützt von der Viagrawirkung und entsprechend sexuell stimuliert, in dieser Zeit so alles treibt. Wenn die Aktivitäten dann weit über das Schneeschaufeln hinausgehen, ist es wie bei jeder körperlichen Überanstrengung: der Untrainierte und Ungeübte ist in Gefahr. Nicht Viagra ist schuld, wenn etwas passiert, sondern der Mensch, der übertreibt.

Einen signifikanten Anstieg der Todesfälle beim Geschlechtsverkehr hat es seit Beginn der Viagra-Zeit nicht gegeben.

Zu viel des Guten

Beim Geschlechtsverkehr mit letalem Ausgang ergibt sich ein beträchtliches Problem für den Überlebenden. Was tun mit der Leiche? Was und wo melden? Meistens ist es ja so, dass die Partner nicht miteinander verheiratet waren und sich die Geschichte in einer fremden Wohnung oder einem Hotelzimmer abgespielt hat. Es bleibt nichts anderes zu raten, als die Wahrheit zu sagen, denn es fliegt sowieso auf. Notarzt rufen, erzählen, was passiert ist. Stellt der Arzt den Tod fest, bleibt der Leichnam, wo er ist, gibt es noch Reanimationschancen, nimmt die Rettung den Patienten sofort mit. Im Todesfall muss die Polizei alarmiert werden, es kommt zu Ermittlungen und einem Protokoll, schließlich wird der Totenbeschauarzt gerufen. All diese Leute kennen solche Situationen und sind meist verständnisvoll. Vertuschen lässt sich nichts.

Franz T., 72 Jahre, wurde mit der Rettung tot in ein Krankenhaus gebracht. Einen Notarzt im heutigen Sinn gab es damals noch nicht, die Rettungsmannschaft nahm den Toten nur des-

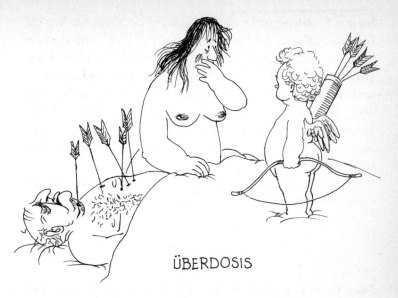

ÜBERDOSIS

halb mit, weil es sich um einen prominenten Politiker handelte. Auch erforderten es die äußeren Umstände, dass rasch etwas unternommen wurde. Und diese Umstände waren doch ein wenig delikat. Franz T., seit Jahrzehnten verheiratet, lag in der Wohnung seiner Freundin und war unbekleidet. An der Peniswurzel befand sich ein doppelt geschlungener Gummiring sowie ein buntes Stoffband mit einer kleinen Schleife.

Bei der Obduktion stellten wir einen akuten Koronartod fest, d. h. ein plötzliches Herzversagen bei hochgradiger Arteriosklerose der Herzkranzgefäße. Das deckte sich auch mit der Aussage der beteiligten Dame. Es geschah nämlich bei den Vorbereitungen zum Geschlechtsverkehr, dass nach Anwendung von Erektionshilfen Franz T. ohne Kommentar leblos umkippte. Das Vorspiel endete als Trauerfall.

In der Vor-Viagra-Ära war die Verwendung von Gummiringen ein beliebtes Mittel. Dieselben schnürten den Penis nur so weit ein, dass Blut in den Arterien zwar zufließen, jedoch durch die komprimierten Venen gestaut blieb. Es funktionierte meistens, und der gewünschte Erfolg stellte sich ein.

Da Sex aber eine Herzensangelegenheit ist, weil durch den Blutdruckanstieg die Herzbelastung erhöht wird, kann die geforderte Leistung auch manchmal zu viel werden.

Weitere Sexualzwischenfälle

Es muss nicht mit dem Tod enden. Ein arger Schicksalsschlag kann Frauen treffen: die Sperma-Allergie. Die Symptome sind Asthmaanfälle, Nesselausschlag und Schmerzen im Unterbauch. Das ursächliche Allergen ist ein Eiweißkörper im Sekret der Prostata, nicht individualspezifisch, d. h. den Geschlechtspartner zu wechseln bringt gar nichts.

Weitere typische und auch kuriose Verletzungen während des Geschlechtsaktes sind bekannt und manchmal auch Gegenstand gutachterlicher Untersuchungen. Schließlich handelt es sich ja um Körperverletzungen und dabei hört sich dann zuweilen die Liebe auf.

Wesentlich häufiger betroffen sind Männer, und zwar aus anatomischen Gründen. Im Gegensatz zum Genitalapparat einer Frau, der so konstruiert ist, dass er den Belastungen während einer Geburt standzuhalten vermag, bewegt sich der Penis beim Koitus oft an seiner Belastungsgrenze. So folgt einem exzessiven Liebesspiel des Öfteren die Einlieferung des Mannes ins Krankenhaus:
- Eine »Penisfraktur« ist ein Einreißen oder Abreißen der strotzend blutgefüllten Schwellkörper, verursacht heftige Schmerzen und muss chirurgisch versorgt werden.
- Blutergüsse in und um die Hoden entstehen beim stürmischen Anprall des Hodensackes am Beckenboden der Partnerin. (Man spricht vom »Glockenschwengeltrauma«.)

- Wird die Vorhaut hinter der Eichel eingeklemmt, nennt man dies »Paraphimose« oder »Spanischer Kragen«, und genau so wirkt es auch. Da Blutgefäße abgeklemmt werden, ist eine sofortige Operation, also eine Notbeschneidung, erforderlich.
- Reißt das Bändchen, welches an der Penisunterseite Vorhaut und Eichel verbindet, schmerzt dies nicht nur höllisch, sondern aus einer solchen »Frenulumruptur« kann es auch massiv bluten.
- Die tätige Liebe kann aber auch blind machen. Infolge der abrupten Blutdrucksteigerungen sind Blutaustritte aus Gefäßen der Netzhaut des Auges möglich, wodurch es zu Sehstörungen kommt.
- Bissverletzungen sind nicht selten. Da bekanntlich der menschliche Speichel wesentlich mehr Bakterien enthält als die Mundhöhle eines Tieres, sind Menschenbisse oft mit Infektionen verbunden. Frauen beißen häufiger als Männer, jeder Körperteil kann betroffen sein.
- Bei Männern, die sich Gummiringe oder Bänder um den Penis binden, gelingt die Entfernung meist problemlos. Wird jedoch das Glied spaßhalber in eine Flasche gesteckt (die Fantasie ist grenzenlos) und schwillt an, so hilft nur mehr die Zertrümmerung des Glases. Vorsicht, das ist bei einer Sektflasche kein ganz einfaches Unterfangen.
- K.o.-Tropfen und Tabletten, Psychopharmaka vom Typ des berüchtigten Rohypnol, vor allem in einer Mischung mit Alkohol und Schlafmittel, wirken rasch und sicher. Es kommt zu Bewusstlosigkeit, und dies wird von professionellen Prostituierten nicht selten im Rahmen des Sextourismus ausgenützt. Zuerst wird gefeiert und getrunken, und dann kommt die Chemie. Manchmal einfach direkt in das Glas, manchmal aber auch viel raffinierter. Erst kürzlich wurde eine Methode der Damen aus Pataya in Thailand bekannt: Sie rieben die Brüste mit dem Betäubungsmittel ein und animierten den ohne-

hin schon benebelten Freier, die Brustwarzen abzuschlecken. Natürlich funktionierte der Trick, und als die Herren aus dem Tiefschlaf erwachten, waren Geld und Kreditkarten weg.

Aber es kann noch ärger kommen: 1994 starben 130 deutsche Touristen in Thailand, 1996 waren es über 70, 1999 wieder über 120. Besorgt um den Ruf ihres als »weltgrößtes Bordell« bekannten Ortes stand als Appell in der »*Pataya Post*« zu lesen: »Das Vergiften von Touristen muss aufhören!« Noch immer ist aber die Potenzpille Viagra in Thailand frei im Handel erhältlich, und das übersteigt dann die Kräfte eines untrainierten Urlaubers.

Zum Schluss noch die gute Nachricht. Unfallversicherungen haften für Verletzungen, die beim Geschlechtsverkehr passieren. Dies wurde 1998 in der Bundesrepublik Deutschland ausjudiziert:

Am 6. April 1994 erlitt die 58-jährige Jutta K. eine mysteriöse Verletzung. Ein Schmerz wie ein Messerstich sei vom Rücken in die Beine gejagt, darauf wurde sie bewusstlos und ist seither querschnittgelähmt. Eine äußerst seltene Ursache wurde diagnostiziert: Von einer Bandscheibe der Wirbelsäule brach ein kleines Knorpelstück weg und drückte auf das Rückenmark und die dort verlaufenden Blutgefäße. Einmalig erwiesen sich allerdings die äußeren Umstände, denn es geschah gerade beim Geschlechtsverkehr mit ihrem um 15 Jahre jüngeren Liebhaber. Sie hatte rittlings auf ihm gesessen und war durch einen heftigen Stoß von ihm auf die Bettkante und von dort auf den Boden geworfen worden. Und das war der wahrhaft springende Punkt für die Unfallversicherung. Diese hatte argumentiert, dass Verletzungen infolge von »Eigenbewegungen« nicht als Unfall gelten. In den Versicherungsbedingungen stand jedoch weiter, ein Unfall liege vor, »wenn der Versicherte durch ein plötzlich von außen auf den Körper wirkendes Ereignis unfreiwillig eine Gesundheitsschädigung« erleide. Ein solches Ereignis wurde vom Richter gesehen und das Oberlandesgericht Düsseldorf verurteilte die Versicherungsgesellschaft nach jahrelangem Rechtsstreit zur Zahlung von 90 000 Mark (4U 153/98). Es ist sehr wahrscheinlich, dass die Versicherungsrichtlinien in der Zwischenzeit etwas abgeändert wurden, um weitere Zahlungen bei Sex-Schäden zu minimieren.

Russisch, japanisch, arabisch

Im Zeitalter der Globalisierung sollte man auch über internationale Praktiken zumindest ansatzweise Bescheid wissen.

Eine Frau aus Moskau, die ihren Ehemann der Untreue verdächtigte, wollte sich vergewissern. Sie streute in ein Kondom, das sie in seiner Sakkotasche gefunden hatte, fein gemahlenen Pfeffer und versiegelte es dann wieder. Kurze Zeit später wurde ihr Mann in ein Moskauer Krankenhaus eingeliefert. Die akute lokale Entzündung musste ärztlich behandelt werden.

Japanischen Frauen stehen andere Methoden zur Verfügung. Um die Treue ihrer Männer zu testen, unterziehen sie seit neuestem deren Unterhosen einem chemischen »Seitensprung-Test«. Rückstände von Samenflüssigkeit lassen sich durch aufgesprühte Reagenzien als leuchtend grüne Flecken nachweisen. Die Anbieter des »S-Check« argumentieren, dass der chemische Test ungleich billiger ist, als einen Detektiv anzuheuern.

Die Frauen in arabischen Kulturkreisen haben hingegen zunächst einmal ganz andere Sorgen und Probleme, nämlich die Wiederherstellung ihrer Jungfernschaft. Dabei wird nicht nur operativ das Hymen repariert, sondern auch eine Gelatinekapsel mit roter Flüssigkeit in die Scheide implantiert. Diese Kapsel platzt beim Geschlechtsverkehr und erzeugt in der Hochzeitsnacht die unbedingt notwendige Deflorationsblutung. Kairo ist derzeit das Zentrum dieser Intimchirurgie, die Preise sind moderat und bewegen sich zwischen 100 und 600 US-Dollar. Daher erfolgt dort die Massenabfertigung, während in der gehobenen Preisklasse vor allem kosmetische Chirurgen in Nord- und Südamerika auf individuelle Wünsche eingehen. Details über »Laser Vaginal Rejuvenation«, »Designer Vaginoplasty«, »Reconstruction of the Hymen«, »Sexual Gratification« und dergleichen sind abrufbar unter www.drmatlock.com. Dieser Dr. David Matlock residiert im Tempel der Schönheitschirurgie Kaliforniens, dem Medical Building, 9200 Sunset Boulevard, Los Angeles. Er wird wegen seiner kunstvollen chirurgischen Technik der »Vagina-Michelangelo« genannt.

Je weniger Sauerstoff, desto mehr Genuss

Ein Sauerstoffdefizit kann den Lustgewinn beim Sex verstärken. Das ist bekannt und wird nicht selten praktiziert. Beim Spiel zu zweit wird meistens gewürgt, seltener stranguliert. Ist man allein und beschäftigt sich nur mit sich selbst, werden oft komplizierte Vorrichtungen gebaut. Das Tragische an derartigen Praktiken ist nur, dass sie leicht tödlich enden. Man bewegt sich ja scharf am Rande der Erstickung und denkt beim Onanieren bestimmt nicht nur an die Gefahr. Dabei geht es um kurze Augenblicke, um den Moment nicht zu verpassen und die Schlinge rechtzeitig zu lösen. Sonst führt der Weg in die ewige Bewusstlosigkeit.

Für den Gerichtsmediziner ist der autoerotische Unfall mit tödlichem Ausgang eine wohl bekannte Situation. Da bekanntlich die Amerikaner derzeit das Sagen in der Medizin haben, lautet der Fachausdruck »Accidental Autoerotic Death = AAD«.

Man schätzt in den USA jährlich mindestens 500 Todesfälle, wie viele Menschen erfolgreich Sauerstoffmangel-Sex betreiben, weiß man nicht genau.

Wahrscheinlich sind die Menschen durch Zufall daraufgekommen, wie es geht. Ein objektiver Hinweis auf eine Verbindung zwischen Sauerstoffmangel im Gehirn und einer Reaktion der Genitalorgane ist die Tatsache, dass es beim üblichen Erhängen (Selbstmord, Hinrichtung u. dgl.) zur Erektion und zur Samenejakulation kommen kann. Das fiel natürlich auf.

Die Atembehinderung als masturbationsbegleitende Maßnahme erfolgt meist durch Strangulieren, aber auch Plastiktüten sind behilflich. Die Methoden bei der Selbst-Strangulation sind mannigfaltig und reichen von der einfachen Schlinge bis zu komplizierten Drossel-Konstruktionen. Beliebt ist das Hängen in Schaukelstellung, so dass rhythmische Bewegungen ein Zuziehen und Lockern der Halsschlinge ermöglichen. Das ist besonders gut und kommt überdies der Simulierung eines Geschlechtsverkehrs sehr nahe. Die Gefahr, dabei außer Kontrolle zu geraten ist beträchtlich, denn als Accessoires kommen häufig eine Selbstfesselungsvorrichtung oder beengende Gummikleidung dazu.

Eine andere Methode ist die Re-Inhalation der eigenen Atemluft, indem man den Kopf in eine Plastiktüte oder ein anderes luftdichtes Gefäß steckt; auch präparierte Gasmasken werden gebraucht. Manchmal wird Lachgas verwendet, wie es etwa öfter in den Druckkartuschen von Sahneautomaten enthalten ist. Lachgas hat den zweifelhaften Vorteil, dass es die Fantasie zwar anregt, aber gleichzeitig stark benebelt.

Die typischen Opfer autoerotischer Rituale sind eher junge Männer, seltener Frauen, überwiegend Intellektuelle in gehobener beruflicher Stellung. Otto Prokop, der berühmte Berliner Gerichtsmediziner, erklärt dies für nahe liegend, denn nur Gescheite und Fantasiebegabte können so komplizierte Vorrichtungen ersinnen wie etwa jene, mit welcher ein toter Pastor gefunden wurde. Mittels eines in den Mastdarm eingeführten Druckfühlers regulierte er durch Kontraktion seiner Beckenmuskulatur einen Kompressor, der eine Manschette um seinen Hals mit Luft füllte. Als er die Druckluft nicht mehr rechtzeitig ablassen konnte, erstickte der geistliche Herr.

Für Gerichtsmediziner wie auch erfahrene Kriminalbeamte ist die Tatortsituation in solchen Fällen meist so eindeutig, dass die Diagnose zweifelsfrei bleibt. Man findet Spiegel, Pornohefte, komplizierte Fesselungen und Entblößung des Genitales. Überdies muss man wissen: der Sexualunfalltod ist häufig, ein Sexualselbstmord dagegen extrem selten. Zum Unglücksfall kommt es beispielsweise durch Abrutschen von einem Schemel oder Sturz in gefesseltem Zustand, wobei sich dann die um den Hals gelegte Schlinge durch das Gewicht des Körpers vollständig zuzieht.

Selbst ist der Mann

Wirksam und einfach anzuwendende Mittel, um einem Mann bei Bedarf zu einer Erektion zu verhelfen, hat es vor Viagra eigentlich nicht gegeben. Alles, was früher an Potenzmitteln angeboten und angepriesen wurde, erfüllte die Hoffnungen nicht. Ob Yohimbin als Pflanzenextrakt, Spanische Fliege aus Käfern oder aber Spargel, weil er so schön aussieht – die Wirkung ist immer gleich, nämlich null. Nashornpulver ist genauso wirksam wie Fingernägelkauen, getrocknete Stierhoden helfen im Notfall auch nicht.

Einen heroischen Selbstversuch demonstrierte 1983 auf einem amerikanischen Urologenkongress einer der teilnehmenden Ärzte. Er injizierte sich Papaverin, eine gefäßerweiternde Substanz in den Schwellkörper des Penis, und hatte sofort Erfolg.

Dies war der Beginn von SKAT, d. h. Schwellkörperautoinjektionstherapie. Der Nachteil ist, dass man die Einmalspritze mit sich führen muss, und auch die Selbstinjektion ist nicht jedermanns Sache. Es wird von einem dicken Mediziner berichtet, der durch seinen großen Bauch das Zielorgan nicht sicher orten konnte und sich in den Hoden spritzte. Erstens wirkte das Mittel auf diese Weise nicht, und zweitens tat es höllisch weh.

Die andere Methode heißt EHS, d. h. Erektionshilfesystem. Es handelt sich um eine Saugglocke mit Pumpe, wodurch Blut in die Schwellkörper getrieben wird. Aber auch hier ist es nicht jedermanns Sache, bei Bedarf die Maschine auszupacken.

Bedenkt man das alles, ist der Siegeszug von Viagra nicht verwunderlich. Begonnen hat es aber ganz anders: Das Mittel wurde ursprünglich als Blutdrucksenker entwickelt, nur erwies es sich in den klinischen Versuchen an Patienten als Flop: Der Blutdruck blieb gleich. Dafür berichteten die Testpersonen über unerwartete Nebenwirkungen: Statt am Herzen wirkte die Pille in der Hose. Das Penis-Doping fand reißenden Absatz und wurde zu einem Riesengeschäft. Bissige Kommentare blieben nicht aus – ein untrügliches Zeichen für Erfolg:

»Viagra bedeutet eine Revolution unseres Liebeslebens. Die Damen brauchen sich nicht mehr mit der Frage zu quälen, ob sie ihrem Liebsten Krawatte, Socken oder Unterwäsche schenken sollen – eine Pillendose macht mehr Freude.«

»Im Namen aller Spanischen Fliegen, Nashörner, Seepferdchen und Sibirischen Tiger: Danke, dass es Viagra gibt!«

»Was soll ich, Mitte 60, mit einer Erektion? Stört doch nur bei der Gartenarbeit.«

»Nur ungern sehen wir die Opas, die gebeutelt werden vom chemischen Sexualtrieb. Ein Udo Jürgens ist genug.«

Der Blitzjude aus Wien

Der 29. Oktober 1936 war nicht nur ein besonderer Tag in der Geschichte der Wiener Medizin, sondern auch im Leben eines Wiener Gelehrten. An diesem Tage versammelte sich eine illustre Gesellschaft von Professoren, Politikern und Spitzenbeamten im Alten Wiener Allgemeinen Krankenhaus, um dort ein Museum zu eröffnen. Auch das Ausland hatte seine Vertreter geschickt, Diplomaten und prominente Gelehrte. Aber da gab es noch eine andere Gruppe von Menschen, scheu und neugierig zugleich, die sich ein wenig umsah: Dort erblickte sie das Bild eines ihrer Kameraden, hier die durchlöcherte blaue Arbeitsjacke eines anderen, daneben Werkzeug und alles, was sonst noch mit Stromunfällen zu tun hat. Die Gruppe bestand aus Elektrizitätsarbeitern, die vom Gründer des elektropathologischen Museums, Stefan Jellinek (1871–1968), eigens eingeladen worden waren, denn das Museum stellte etwas Besonderes dar, es gab kein zweites dieser Art auf der Welt. Es war eben diesen Elektrizitätsarbeitern gewidmet und erzählte von den Gefahren ihrer Arbeit, von den Unfällen, von ihrem Tod und auch ihrer Errettung. Das elektropathologische Museum war die medizinische Chronik ihres Berufsstandes.

Die Geschichte der Elektropathologie begann im Jahre 1899 in Wien. In den 70er-Jahren des 19. Jahrhunderts wurde die Glühlampe zur Beleuchtung eingeführt, 1883 eröffnete Kronprinz Rudolf in Wien die »Elektrische Ausstellung« mit einer berühmt gewordenen Rede, welche mit einem bekannten Zitat endete: »... ein Meer von Licht strahle aus dieser Stadt und neuer Fortschritt gehe aus ihr hervor.« Hand in Hand mit diesem Fortschritt ging aber auch die Gefahr, die Kraft der Elektrizität war noch nicht gezähmt, die Medizin musste auch erst lernen, damit umzugehen. Der junge jüdische Arzt Stefan Jellinek machte es sich zur Lebensaufgabe, das Neuland der Elektropathologie zu erforschen. 1899 begann er sowohl in Selbstversuchen wie auch gemeinsam mit Wiener Elektrizitätsarbeitern, die Folgen der Stromwirkung zu studieren. Systematisch und planmäßig fing er an, alles zu sammeln, was mit elektrischen Unfällen, Verletzungen und Todesfällen zu tun hatte. Kabel und Schaltkontakte, Isolatoren und Sicherungen, Haushaltsgegenstände und Industriewerkzeuge, dazu noch die medizinischen Präparate der Verletzungen. Nur ein kleiner Arbeitsplatz im Institut für Gerichtliche Medizin stand Jellinek am Anfang zur Verfügung, doch die Ergebnisse seiner Forschungen waren sensationell und brachten ihm Weltruhm.

Drei Grundsätze der Elektromedizin hat er erarbeitet:

1. Bisher hatte man angenommen, die tödliche Wirkung des Stromes lasse sich genau bestimmen. 300 Volt Wechselstrom und 500 Volt Gleichstrom galten als absolut tödlich. Das wirkte sich unheilvoll aus. Oft hieß es an einem Unfallort: »Was, 5000 Volt Spannung habt ihr hier? Absolut tödlich!« und man versuchte gar keine Rettungsmaßnahmen mehr. Jellinek bewies z. T. mit Selbstversuchen, dass auch hohe Spannungen und hohe Stromstärken unter bestimmten Voraussetzungen überlebt werden können. Vor allem war das Wissen um einen eventuellen Stromschlag für die Betroffenen wichtig. »Strombereitschaft« nannte er es und begann mit diesbezüglichen Schulungen der Arbeiter.

2. Viele Opfer elektrischer Unfälle waren zu Krüppeln geworden, weil man früher die verletzten Extremitäten rasch und großzügig amputiert hatte. Jellinek beobachtete, dass man

warten konnte, denn die gefürchteten Komplikationen, wie sie bei gewöhnlichen Verbrennungen auftraten, blieben aus. Es entstand Narbengewebe statt Wundbrand, es kam zur Abheilung statt zur Infektion, die verletzten Gliedmaßen konnten erhalten bleiben. Dies war wiederum eine praktische Konsequenz von segensreicher Bedeutung, die aus der Elektropathologie erwuchs.

3. Oft stürzten Verunfallte nach einem Stromschlag wie leblos zu Boden. Lange Zeit nahm man dabei an, die Leute wären tatsächlich tot. Ernst Jellinek bewies, dass ein Stromschlag häufig zu einer Art Scheintod führt, Wiederbelebungsmaßnahmen daher wichtig sind und Erfolg haben können. Sein Lehrsatz lautete: »Beim Stromunfall so lange Reanimationsversuche anstellen, bis Totenflecken auftreten – erst dann darf man aufgeben!« Er setzte dem Fatalismus des Bedauerns den therapeutischen Aktivismus entgegen und hatte Erfolg. Unzähligen Menschen wurde dadurch das Leben gerettet. Hatten früher die Ärzte am Unfallort nur die Rolle des Totenbeschauers gespielt, so versuchten sie jetzt durch oft stundenlange Beatmung und Herzmassage die Scheintoten wieder zum Leben zu erwecken. Den endgültigen Durchbruch schaffte ein sensationelles Ereignis: Im August 1924 lag eine 30-jährige Frau mit ihrer kleinen Tochter in Kaisersteinbruch, einem kleinen Ort an der niederösterreichisch-burgenländischen Grenze in der Totenkammer neben der Kirche. Beide waren bei einem Gewitter vor einer Stunde vom Blitz »getötet« worden. Da kam ein Wiener Urlauber und Arzt namens Dr. Warecha vorbei. Sicherlich seien die beiden tot, meinte auch er. Aber immerhin, man könnte doch Professor Jellineks Lehrsatz ausprobieren. Also begann der Arzt mit künstlicher Atmung bei der Frau und erklärte einem Bauern, was er bei dem Kind zu tun habe. Und wirklich! Jellinek hatte Recht. Nach einer Stunde der Bemühungen erwachten

beide, sie wurden wieder lebendig – und blieben es auch. Dieser Vorfall erregte ungeheures Aufsehen und machte die Jellinek-Methode weltweit bekannt.

Wie die Wiener so sind, gaben sie Professor Jellinek danach den Spitznamen »*Blitzjude*«.

Manchmal konnte allerdings auch Jellinek nichts mehr ausrichten. Im Jahr 1924 ging ein Kinderspaß tödlich aus. Ein fünfjähriger Junge urinierte aus Jux von einer Straßenüberführung auf den Fahrdraht der elektrischen Lokalbahn Wien-Pressburg. Er brach sofort leblos zusammen und konnte nicht mehr gerettet werden. Der Harnstrahl hatte ihm 16 000 Volt Spannung vermittelt. Dieser Vorfall gab Anlass dafür, dass auf allen Überführungen Metallwände aufgestellt wurden, um solche Kunststücke mit darunter vorbeiführenden Oberleitungen unmöglich zu machen. Diese Abschirmungen sind heute noch Vorschrift.

Ein Kuriosum ist auch jene Ringelnatter, die beim Überklettern eines Hochspannungstransformators Erdschluss erzeugte und dabei die ganze Stadt Klagenfurt für kurze Zeit stromlos machte. Der Schlangenkadaver wurde im elektropathologischen Museum aufbewahrt.

1929 schuf man an der Wiener Universität einen eigenen Lehrstuhl für Elektropathologie. Da Jellinek kein Gerichtsmediziner war, sondern nur an der Gerichtsmedizin arbeitete, habilitierte er sich für Innere Medizin mit besonderer Berücksichtigung der Elektropathologie. 1938 wurde Professor Jellinek vom Naziterror aus Wien vertrieben. Er ging nach Oxford und arbeitete dort weiter. Noch als Neunzigjähriger kehrte er mehrmals im Jahr nach Wien zurück, besuchte sein Museum und wurde von uns jungen Medizinern als Relikt einer großen Vergangenheit ehrfürchtig bestaunt und gegrüßt.

Das elektropathologische Museum wurde mehrmals übersiedelt und befindet sich jetzt in Wien 16., Gomperzgasse 1–3. Die Sammlung erinnert nicht nur an eine Zeit, als die Wiener Medizin Weltgeltung hatte, sondern bewahrt auch aktuelle Fälle auf, wie den Paragleiter in der Stromleitung oder den vom Blitz getroffenen Surfer.

Ein Beispiel aus den USA:

Am 25. Juli 1967 befand sich der 21-jährige Thomas Coleman, der Sohn des Leiters der Abteilung für Elektrokardiologie am St.-Joseph-Hospital in Carbondale, Pennsylvania, Prof. T. H. Coleman, auf dem Golfplatz.

Es war schwül, die Luft feucht, aus der Umgebung hörte man Donnergrollen. Über dem Golfplatz schien jedoch die Sonne, der Himmel erstrahlte blau. Thomas befand sich etwa 100 Meter vom Klubhaus entfernt und ging mit einem 8er-Eisen über der Schulter auf dem Grün seinem Ball nach. Da zuckte plötzlich im wahrsten Sinn des Wortes aus heiterem Himmel ein Blitz nieder. Thomas wurde getroffen, sein T-Shirt und die Haut an der vorderen Brustwand zeigten Verbrennungen. Der junge Mann stürzte bewusstlos zu Boden, zwei Stunden später starb er im Krankenhaus seines Vaters trotz intensiver Reanimationsbemühungen.

Die Sterbequote bei Blitzunfällen beträgt etwa 30 %. Kommt es sofort zu einem Herz- und Atemstillstand, muss man mit 80 % rechnen. Der extrem starke Gleichstrom bei Blitzschlägen erreicht bis zu 10 Millionen Volt und 100 000 Ampere. Dies führt augenblicklich zur Unterbrechung der elektromechanischen Koppelung am Herzen, d. h. das Herz bleibt stehen, sowie zur Lähmung des Atemzentrums im Gehirn, und dies bedeutet Atemstillstand. Die Feuchtigkeit auf der Hautoberfläche verdampft explosionsartig und verbrennt Kleidung und Schuhe. Todesursache beim Blitzschlag ist entweder eine schwere Hirnschädigung oder ein Herzstillstand.

Warnung vor unterschätzten Blitzen
- Suche Schutz in einem festen Gebäude oder geschlossenen Auto!
- Zeltstangen, Zäune, Bahngleise, Wasserleitungen und Telefone ziehen Blitze an.
- Suche den Wald, nicht den Baum; Blitze werden von isolierten Bäumen angezogen!
- Bleibe trocken, verlasse Schwimmbäder, Seen oder Flüsse. Wasser und Elektrizität sind eine tödliche Mischung!
- Personengruppen sollen sich zerstreuen, damit im Ernstfall nur wenige betroffen sind.
- Blitze kennen keine Spielregeln. Auch ein Blitz, ausgehend von einem Gewitter, das zehn Kilometer entfernt ist, kann dich treffen.
- Auf dem Golfplatz weg von Schlägern und Regenschirmen, Elektromobilen und Rasenmähern sowie offenen Rasenflächen!

Ein erstaunliches Phänomen ist der Blitzschritteffekt: Ein Blitz schlägt etwa 100 bis 200 Meter entfernt von einem Menschen ein, welcher im Gehen begriffen ist. Die Spannung breitet sich horizontal im Boden aus und fließt durch die Beine. Der Mensch fällt, da ihm die Beine plötzlich versagen. Eindrucksvoll wird dies demonstriert, wenn ein Blitz auf einem Fußballplatz einschlägt und beide Mannschaften zusammenbrechen.

Die Schäden der Sportler

Wie gesund ist Sport?

Als die Menschen noch in der freien Natur lebten, und das ist noch gar nicht so lange her, konnten die meisten von ihnen ziemlich schnell rennen. Einerseits mussten sie der Jagdbeute nachlaufen, andererseits mussten sie sich vor gefährlichen Tieren und stärkeren Feinden in Sicherheit bringen. Das war, um es im Jetztzeitjargon der Sportler auszudrücken, eine intervallmäßige Maximalbelastung, wobei jedoch die zeitlichen Intervalle eher lang waren.

Dagegen sprinten die modernen Athleten schon im Training derart, als wären permanent Raubtiere hinter ihnen her. Dabei ist das Raubtier entweder der Trainer oder der eigene Ehrgeiz, meistens beides.

Niemand bestreitet ernsthaft, dass sportliche Höchstleistungen extrem ungesund sind. Auch die Statistik belegt: Menschen mit athletischem Konstitutionstyp haben eine geringere Lebenserwartung als die schlanken untergewichtigen Leptosomen.

> Völlig falsch interpretiert wird allerdings der Winston Churchill zugeschriebene Ausspruch auf die Frage, welchem Umstand er sein hohen Lebensalter verdanke. Er soll geantwortet haben, »no sports«. Irgendwie kann das nicht stimmen, denn in seiner Jugend war er begeisterter Polospieler und noch mit 74 Jahren ritt er zur Jagd.

Eines steht jedoch fest: Hochleistungssportler leben gefährlich und führen einen höchst ungesunden Lebenswandel. Dabei meine ich gar nicht die mit Chemikalien gemästeten Bodybuilder (denn das ist ja kein Sport, sondern biologischer Wahnsinn), die gedopten Läufer, Springer und Radfahrer und auch nicht die Boxer, die sich gegenseitig die Köpfe einschlagen. Ich meine die vielen anderen, die sich redlich abmühen und dabei zu viel des Guten tun. Zahlreiche Turner haben ihre Gelenke schon in jungen Jahren auf den Verschleißstand Hochbetagter gebracht, kaum ein Fußballer kommt ohne Muskelriss, Meniskusdegeneration oder Sehnenzerrungen davon, die Wirbelsäule wird meist das Hauptproblem, und das reicht vom Schachspieler bis zum Tenniscrack, aber ganz schlimm steht es meistens um das Herz. Wenn man sich häufig im Hochleistungsbereich befindet, passt sich die Herzmuskelmasse diesem unnatürlichen Zustand an und wird zu groß. Ein »Sportlerherz« ist ein krankes Herz und befindet sich in Gefahr. Gewichtheber, Ruderer und Langstreckenläufer erleiden Blutdruckabfälle bis zur Bewusstlosigkeit und können sich häufig an Phasen ihres Wettbewerbs gar nicht mehr erinnern. Jeder von uns hat schon die Zusammenbrüche hinter der Ziellinie gesehen oder wie eine ganze Mannschaft bewegungsunfähig im Ruderboot liegt.

Nicht von ungefähr ist der erste Marathonläufer am Ziel gestorben: 490 v. Chr. siegten die Griechen völlig unerwartet gegen die Perser in der Schlacht bei Marathon. Der Infanterist Diomedon lief in voller Rüstung nach Athen, konnte gerade noch »*Wir haben gesiegt!*« rufen und brach dann tot zusammen. Den nächsten Marathonlauf über mehr als 42 km gab es erst 1896 bei den 1. Olympischen Spielen. Man lief auf der Originalstrecke.

Intensives Leistungstraining reduziert die Lebenserwartung genauso wie langjährige körperliche Schwerarbeit im Beruf. Im alten China etwa lebten Sänftenträger, die den ganzen Tag fremde Menschen durch die Straßen tragen mussten, deutlich kürzer. Sie befanden sich zwar an der frischen Luft, allerdings in einem ständigen Verschleißtraining.

Bei körperlicher Hochleistung wird der Organismus nicht trainiert, sondern geschunden. Es kommt zu Situationen, in denen die letzten Reserven mobilisiert werden, wie bei einem lebensbedrohlichen Kampf oder einer Flucht. Schmerzen warnen zwar vor der Belastungsgrenze, doch das Gehirn schüttet Endomorphine aus, und so entsteht ein »hormoneller Glückszustand«, der jedoch ein Betrug des Gehirns an sich selbst ist. Viele Menschen, die solche Zustände erleben, werden danach süchtig. Ein Marathonlauf kann zum »Rauschgift« werden, der Läufer sucht das »runner's high« und kommt davon nicht mehr los. Also rennt er, bis er umfällt. Subjektive Glücksgefühle nach einem Lauf sind kein Zeichen für innere Befriedigung, sondern ein Alarmsignal des Körpers, dass eine Grenze überschritten wurde.

Körperliche Dauerleistungen beeinträchtigen die Leistungsfähigkeit des Immunsystems. Es klingt makaber, aber es ist so: bei Langstreckenläufern passiert mit den Immunzellen Ähnliches wie bei AIDS. Das Verhältnis der CD4-/CD8-T-Lymphozyten verschiebt sich zu Ungunsten der Immunabwehr. Nach einem Marathonlauf benötigt der Organismus etwa zehn Tage, um die Immunfunktion wieder auf den ursprünglichen Leistungsstandard zu bringen.

Bei gesundheitlichen Problemen im Zusammenhang mit Sport hat man zweierlei auseinander zu halten. Zum einen die Sportverletzung, d.h. ein Sportunfall bzw. Missgeschick mit körperlichen Folgen, und zum anderen den Sportschaden, d. h. eine langsam-schleichend entstehende körperliche Schädigung. Beides gilt sowohl für den auf die Spitze getriebenen Höchstleistungssport wie auch für den übermäßig ausgeführten Gesundheitssport. In erster Linie betroffen ist der Bewegungsapparat, also Muskeln, Sehnen, Knochen und Gelenke.

Wie häufig sind Sportschäden am Bewegungsapparat?
- Spitzenturnerinnen   95%
- Judokämpfer und Ringer   90%
- Boxer   70%
- Fußballer   70%
- Reiter   50%
- Gewichtheber   50%

> »Es gibt zwei große Industriezweige, die Ärzten Patienten zutreiben: Fabrikanten von Sportgeräten sowie Hersteller von Klimaanlagen.«
> Univ.-Prof. Dr. Hans Tilscher, Orthopäde.

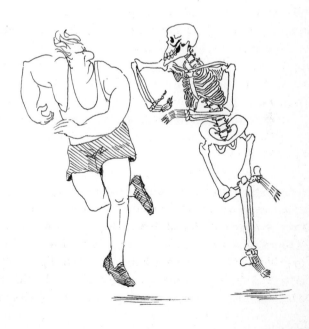

Wenngleich Sport – in welcher Disziplin auch immer – gefährlich sein kann, bedeutet dies nicht, dass man als »couch-potatoe« auf dem Sofa mit einem Bier in der einen Hand und der Fernbedienung in der anderen Hand besser aufgehoben ist.

Aufgabe des Gerichtsmediziners ist, die Todesfälle im Zusammenhang mit Sportausübung zu analysieren und vor allem die Frage zu klären: »Handelt es sich um einen Tod beim Sport oder durch den Sport?« Das ist häufig sehr schwer oder gar nicht zu beantworten. Denn was kann man schon sagen, wenn zur Diskussion steht, warum ein Myokardinfarkt nicht beim kreislaufbelastenden, üppigen Mittagessen aufgetreten ist, sondern einige Stunden später beim zweiten Satz des Tennisspieles. Eines steht jedoch fest: Bei den zahlreichen Todesfällen durch Sport, die ich seziert habe, konnte ich immer eine Organkrankheit als (meist unbekanntes) Grundleiden feststellen. In den allermeisten Fällen war es eine Arteriosklerose der Herzkranzgefäße und die Todesursache ein akuter Myokardinfarkt. Ob derselbe durch Zufall während des Sports oder ausgelöst durch den Sport aufgetreten ist, kann kaum bewiesen werden. Persönlich glaube ich nur ungern an Zufälle.

Sogar Golfspieler leben gefährlich

Golf wird als ideale Sportart für untrainierte Senioren angepriesen. Aber: Erstens gibt es keinen risikolosen Sport und zweitens ist Sport für alle Anfänger gefährlich. Gerade das Golfspielen erfordert gut trainierte Muskeln und entsprechende Bewegungskoordination. Das fehlt aber oft den älteren Menschen. Etwa ein Viertel der Golfer bekommen Beschwerden im Schulter- und Ellbogenbereich oder Rückenschmerzen. An sechs Prozent der Golfschäden sind umherfliegende Bälle mitschuldig, die alle möglichen Körperteile treffen können.

Es gibt aber auch ganz extravagante Erkrankungen, die man sich am Golfplatz holen kann. Über einen 65-jährigen Iren wurde berichtet, der sich seit Monaten krank fühlte und schließlich eine Gelbsucht bekam. Eine ausführliche Untersuchung im Krankenhaus ergab eine schwere Leberschädigung ähnlich einer Vergiftung. Und dann kam heraus, dass der passionierte Golfspieler die Hinweistafeln missachtet hatte, welche Golfer vor der Gewohnheit warnten, den Ball vor dem Putten abzuschlecken. Die Greens waren nämlich mit einem chemischen Mittel besprüht worden, das dem berüchtigten Agent Orange des Vietnamkrieges entsprach. Damals hatte es viele Vergiftungen bei der Entlaubung des Dschungels gegeben, jetzt kommen sporadisch Fälle am Golfplatz vor.

Neue Todesursachen

Derzeit ist es leider so, dass die Fortschrittsgläubigen in der Medizin behaupten, wir kennen eigentlich schon alle Krankheiten und müssen sie bloß noch heilen. Aber mit dem Fortschritt ist es so eine Sache: Er wird immer kleiner, je genauer man hinsieht.

Sterben im Flugzeug

Seit einigen Jahren ist im Flugzeugverkehr eine lebensgefährliche Konstellation eingetreten. Die Sitze wurden schmäler, die Reihen enger und die Flugzeiten dauern länger, da wir nach immer entfernteren Zielen aufbrechen. So sitzt man zehn bis zwölf Stunden oder mehr, fast bewegungslos, und oft tut ein Beruhigungsmittel seine Wirkung und man verschläft die Reise. Das ist eminent gefährlich. Durch die Bewegungslosigkeit während eines langen Fluges bilden sich Blutgerinnsel in den Venen der abgeknickten Beine. Das macht sich durch ziehende Schmerzen bemerkbar, aber wer schläft, merkt nichts. Steht man am Ende des Fluges auf und bewegt die Beine wieder, so werden Teile der Blutgerinnsel abgerissen und mit dem Blutstrom in die Lunge verschleppt. Dort verstopfen sie die Lungenschlagader, und der Betroffene fällt tot um.

Man nennt dies etwas zynisch das »Touristenklasse-Syndrom«, etwa hundert Personen sterben jährlich daran. Genauso zynisch verweisen diverse Fluggesellschaften auf ihre Bordzeitschrift, worin empfohlen wird, vier Minuten pro Stunde die

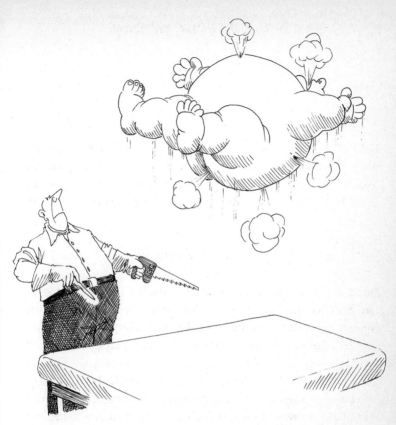

Beine zu bewegen, um einer Blutgerinnselbildung vorzubeugen. Dies reicht aber nicht aus, und so werden noch verschiedene andere Maßnahmen angepriesen: Die Einnahme von Aspirin nützt gar nichts, Antithrombose-Spritzen dürfen nur von einem Spezialarzt verabreicht werden (sonst bewirken sie eventuell das Gegenteil), elastische Gummistrümpfe sind gut, aber nicht jedermanns Sache bei einem Flug auf die Malediven.

Es ist ernsthaft zu empfehlen, vor jedem Langstreckenflug einen Fliegerarzt aufzusuchen. Die Chancen, heil am Flugziel anzukommen, stehen ganz gut, die Aussichten, ohne Komplikationen über die Gangway hinunterzugelangen, sind aber schlechter geworden. Ist einmal ein Blutgerinnsel in die Lungenschlagader verschleppt worden, kann der beste Flughafenarzt nicht mehr helfen. Vorbeugung ist extrem wichtig.

Wenn der Busen zu groß wird

Die mit Silikon oder sonstigen Kunststoffen aufgeblähten Brüste mancher Schauspielerinnen oder der Nebendarstellerinnen in den Gesellschaftskolumnen von Zeitung und Fernsehen sind medizinisch nicht ungefährlich. Das ist bekannt. Die Starrheit der Formen und die hüpfenden Bewegungen erscheinen manchmal grotesk, aber man soll über Geschmack nicht streiten.

2000 ist eine Ikone der plastischen Chirurgie gestorben. Lolo Ferrari, das Busenwunder Europas, wurde tot im Schlafzimmer aufgefunden. Nach 22 Schönheitsoperationen hatte sie eine Oberweite von 130 cm, Brustimplantate von insgesamt 6 Kilogramm und fast bis an die Nase hochgezogene Lippen. Auf dem Rücken zu schlafen bedeutete jedes Mal Erstickungsgefahr unter der Silikonlast, die verkleinerte Nase behinderte außerdem die Atmung. Gehen konnte sie nur ein paar hundert Meter, laufen gar nicht mehr. Dafür nahm sie die Psycho-Pille Tavor, ein Beruhigungsmittel. Auch nach der Obduktion war die Todesursache unklar. Atemstillstand, aber warum? Da es aber genug andere Damen gibt, die ebenfalls einige Kilo Kunststoff mit sich herumtragen, werden wahrscheinlich weitere gerichtsmedizinische Untersuchungen Gemeinsamkeiten erkennen lassen und den Mechanismus des Todes solcher »Barbie-Puppen« klären.

Durch den Tod von Lolo Ferrari ist die menschliche Abnormitätenshow nicht ausgestorben. Dass eine Nachfrage des Publikums besteht, bewiesen die Kondolenzbekundungen auf ihrer Internet-Seite: »Wir werden deine Möpse vermissen.«

Schauspieler als Ärzte und Ärzte als Schauspieler

Der gesunde Mensch hat täglich die Möglichkeit, dem Arzt seiner Bewunderung zu begegnen. Es vergeht nämlich kaum ein Tag ohne Auftritt eines Mediziners im Fernsehen. Entweder sind es Serien oder regelmäßige Auftritte in Lebenshilfemagazinen, die Personen werden daher schon als Bekannte begrüßt.

Dadurch hat sich aber das Bild des Arztes in der Öffentlichkeit stark gewandelt. Zwei Entwicklungen sind dafür verantwortlich.

Ärzte spielen Ärzte

Sowohl in Printmedien wie auch in Fernsehen und Radio läuft eine »Gesundheitsschiene«, worin alles Mögliche aus dem großen Gebiet der Medizin dargeboten wird. Spezialisten können befragt werden und geben Antwort – das ist nebenbei eine herrliche Reklamemöglichkeit, die geistlichen und weltlichen Kräuterkundigen kommen zu Wort – auch das ist für die Publicity nicht schlecht.

Ärzte und Nicht-Ärzte geben Tipps für fast alle Lebenslagen – das schafft bei den Lesern eine medizinische Pseudobildung, die zur Selbstdiagnose und Selbstmedikation führt.

Auf jeden Fall fühlen sich die Patienten schon sehr gescheit, wenn sie danach einen Arzt aufsuchen und herrlich mit ihm diskutieren können, was für sie am besten sei. Die eingestreuten Reklameanpreisungen sind umfassend und reichen von der

Zahnpaste bis zur Vaginalcreme. Schlimm sind auch die regelmäßigen Auftritte der Radio- und Fernsehdoktoren. Diese vermitteln mit sanfter Stimme und stets adrettem Aussehen den Eindruck, die Krankheiten seien ohnehin nicht so schlimm, wenn man nur all das macht, was geraten wird. Vielleicht ist es sogar Absicht, dass diese ärztlichen Medienstars für den größten Teil der Patienten unerreichbar sind, denn kaum einer von ihnen akzeptiert einen Krankenschein.

Schauspieler spielen Ärzte

Explosionsartig zugenommen haben die Fernsehserien, bei denen Ärzte im Mittelpunkt stehen. Im deutschen Sprachraum hat es mit der *Schwarzwaldklinik* angefangen, im angloamerikanischen TV gab es das schon früher. Inzwischen kann es sich kein Sender mehr leisten, nicht mindestens eine Arztserie pro Woche zu senden. Das Angebot ist weit gespannt und reicht vom *Bergdoktor* über den *Landarzt* zum Operationssaal, der *Dr. Bruckner* ruft. Dazu kommen Kurzgeschichten aus dem Krankenhausalltag, vorzugsweise der Notaufnahme, Arztauftritte in Kriminalfilmen sowie Serien über männliche und weibliche Gerichtsmediziner. Abgesehen davon, dass die medizinische Wirklichkeit viel spannender ist, sind leider allzu viele Fehler in diesen konstruierten Arztgeschichten. Es wäre gegen diesen Schwachsinn ja nichts einzuwenden, würde nicht ein Klischeebild des Superarztes vorgegaukelt, das manche Patienten dann sogar glauben.

Ein typisches Beispiel ist der Alleskönner: Er behandelt mit der gleichen Souveränität Lungenentzündungen und Hirntumore, vormittags ist er Eheberater und nachmittags Herzchirurg; in der Nacht verfolgt er noch den Entführer des Kindes einer Patientin. Er macht nie einen Fehler, und wenn doch, stellt er sich am Ende als Glücksfall heraus.

Wenn man ein solches Multitalent mit Röntgenblick und goldenen Händen stereotyp vorgesetzt bekommt, dann glauben viele Menschen, das sei der eigentliche Standard des Arztberufes. Die Erwartungshaltung der Patienten ist dementsprechend groß. Läuft dann nicht alles zu ihrer vollsten Zufriedenheit, so wird rasch der Weg zum Beschwerdeanwalt gefunden.

Das Interview mit einem Beteiligten

Das Nachrichtenmagazin Focus hat am 23. Oktober 2000 (Heft 43) ein Kurzinterview mit dem Schauspieler Ulf J. Söhmisch gebracht, einem Mann, der den meisten Fernsehzuschauern bekannt ist. Es handelt sich um jenen Schauspieler, welcher schon seit 18 Jahren den Gerichtsmediziner in der TV-Serie *Der Alte* verkörpert. Er hat jeweils nur Kurzauftritte, die meistens nur aus zwei Sätzen bestehen:
»Der Tod ist vor etwa zwei Stunden eingetreten.«
»Näheres, wie immer erst nach der Obduktion.«
Er sagt, wie das Drehbuch es vorschreibt, also immer das Gleiche, und das hat mit der Realität nichts zu tun. Ich persönlich wünsche mir, dass so ein Krimi-Arzt einmal extemporiert und feststellt: »Leo, die Leiche ist tot!« Ob es wohl jemandem auffallen würde?

Der Schauspieler Söhmisch beendete das Interview mit den Worten: »Ich bin schon sehr glücklich, dass meine Leichen immer wieder aufstehen, weiter leben und nach Hause gehen. Ich selbst möchte mal im Studio sterben, dann müssen andere meine Leiche untersuchen.« Ich finde, dies ist eine sehr gesunde und vernünftige Einstellung zum Leben und zum Tod.

Einen Gerichtsmediziner leisten sich im Übrigen nur wenige TV-Serien. *Columbo* kommt ohne ihn aus, desgleichen der *Bulle von Tölz*. Dagegen ist es bei *Quincy* sogar die Hauptfigur und auch der *Dr. Graf* in *Kommissar Rex* hat eine respektable Rolle. Immer wieder treten auch Frauen als Gerichtsärztinnen auf, was natürlich die uralte Kombination von Erotik und Tod beschwört.

Eine Mischung aus Groteske und Krimi wird es allerdings dann, wenn jemand als Gerichtsmediziner auftritt, dem durch sein Wirken im Fernsehen sonst eher die Unterhaltung der harmlosen Gemüter zukommt. So geschehen am 29. Oktober 2000, als in der ARD in einem *Tatort* der Volksmusikant Karl Moik einen Gerichtsarzt spielte. Einer wurde allerdings vermisst: Hansi Hinterseer als Leiche.

Das Delikt Werbung

Eine der kuriosesten Gelegenheiten, bei denen der Arzt mit dem Gesetz in Konflikt und Kollision geraten kann, ist das Verbot einer allzu lauten Werbung für seine Berufsausübung. Man kann in Österreich zwar Werbungskosten beim Finanzamt als steuersenkend geltend machen, die erlaubte Werbung unterliegt jedoch Beschränkungen (§ 53 Ärzte Gesetz 1998), die jenen in der Bundesrepublik Deutschland ähneln.

Was darf ein Arzt alles nicht?

- Keine vergleichende Bezugnahme auf Standesangehörige, d. h. was die Firma Hartlauer gemacht hat, wenn sie verschiedene Optiker verglichen hat – solches darf ein Arzt nicht.
- Keine Werbung für Arzneimittel und sonstige medizinische Produkte. Das verstehe, wer kann. Wenn ich in der Öffentlichkeit erkläre, Aspirin ist eines der besten Heilmittel und ich empfehle es wärmstens – darf ich das eigentlich nicht.
- Nennung des Preises in der Öffentlichkeit für die eigene privatärztliche Leistung. Das macht kaum jemand, denn Dumpingpreise sind in der Medizin ohnehin selten. Man sollte immer bedenken: »Wenn du zum Arzt gehst, so ist das manchmal vergebens, aber nie umsonst!«
- Kein Erwecken des Eindruckes einer medizinischen Exklusivität. Ich kenne einige Mediziner, die jeweils in einer diagnostischen oder therapeutischen Spezialmethode exklusive Spitzenkönner sind – nach dem Gesetz darf das aber nicht publik gemacht werden, oder?

Das ist nur eine Auswahl der Werbebeschränkungen. Wer dagegen verstößt, kann sicher sein, dass ihn Kollegen, welche meinen, das Standesansehen sei beeinträchtigt worden, anzeigen. Es kann auch geschehen, dass man in aller Öffentlichkeit beschimpft wird. Ein vor der Zeit aus dem öffentlichen Dienst ausgeschiedener Berufskollege etwa wurde Mitarbeiter einer Zeitung. Als ich zu einer TV-Talkshow geladen wurde, musste ich nachher lesen: »Der Auftritt war zwar nicht gerade eine Reklame für den Beruf des Pathologen und hat jahrzehntelange Öffentlichkeitsarbeit der Österreichischen Gesellschaft für Pathologie zur Hebung des Pathologen-Image in einer Nacht zunichte gemacht, aber so sei's.«*

Da merkt man erst, dass man sich Neid schwer erarbeiten muss.

Koryphäen und Spitzenkräfte

Mit raffinierten Tricks versuchen manche Ärzte, Agenturen oder Zeitschriften die Werbebeschränkungen zu umgehen.

Meist einmal pro Jahr werden Hitlisten in manchen Illustrierten veröffentlicht, worin die »besten Ärzte Ihres Bundeslandes« oder »Spitzenmediziner verschiedener Fachgebiete« genannt werden. Ärzte, die auch Krankenkassenpatienten behandeln, sind kaum darunter.

Es gibt Ärztevermittlungsdienste, welche Zeitungsinserate wie das nachfolgende veröffentlichen:

---

* Walter Feigl, Ärztewoche 10 Jg., Nr. 21, 29. Mai 1996.

> Wer ist der Klügste im Land ...? Wir nennen Ihnen den richtigen ärztlichen Spezialisten für Ihr Problem.
> Unser wissenschaftliches Berater-Team führt Sie zu dem Fachmann, der Ihnen helfen kann. Wenden Sie sich daher in Problemfällen für folgende Fachrichtungen an uns:
> Plastische- und Schönheits-Chirurgie,
> Kieferchirurgie,
> Zahnärztliche Implantalogie
> (bitte nur schwierige Fälle),
> Zahnärztliche Rekonstruktion und Ästhetik.
> Wir kümmern uns um den Kontakt.
> .... Medicom e. V.

Zahlreiche Mediziner finden immer ausgeklügeltere Wege, um das Werbeverbot zu umgehen:
- Ein Arzt verwandelt seine Praxis in ein Institut, stellt einen Geschäftsführer ein, und der darf werben.
- Glückwunschadressen in Zeitungen haben etwa folgenden Wortlaut:

Lieber Dr. Sowieso,
Wir gratulieren Dir zur schönsten Augenarztpraxis, die wir je gesehen haben! Wir wünschen Dir einen guten Start und viele begeisterte Patienten in der .... (Adresse folgt).

- Einladungen zu Vernissagen in der Praxis zusammen mit einer Galerie, denn deren Adressenkartei enthält viele potentielle Privatpatienten!
- Sie schreiben Zeitungsartikel oder dienen sich Lokalsendern als fachkundige Gesprächspartner an.
- Beliebt sind auch regelmäßige Suchmeldungen »Katze entlaufen« oder »Putzhilfe dringend gesucht« in der Lokalpresse – immer mit Angabe der Adresse und der Sprechzeiten.

- Ein bayerischer Zahnarzt hatte sich einen überdimensionalen Luftballon in Zahnform anfertigen lassen. Am Praxisfenster befestigt, sollte dieses Markenzeichen Kundschaft anlocken.

Das ist zwar alles nicht erlaubt und treibt den Ärztekammerchefs die Zornesröte ins Gesicht, »aber schlimmstenfalls zahlt man halt ein Bußgeld«.

Erstaunlich ist, dass die medizinischen Interessenvertretungen gegen ein anderes Phänomen noch nicht aufgetreten sind oder nicht auftreten können: die suggestive Massenveranstaltung. Seit einiger Zeit tritt ein Internist aus Nürnberg vor zahlendem Publikum auf, preist den Dauerlauf an und erklärt, wie man Krankheiten vermeidet: »Wenn Sie laufen, werden Sie nicht krank.« Verstehen Sie das? Sie können nicht mehr krank werden. Das müsste man einmal den armen Aidskranken erzählen! Solche Aussagen könnten durchaus als verantwortungslos, zynisch und menschenverachtend gedeutet werden. Oder ist es so zu verstehen, dass einer sich nicht infizieren kann, während er läuft?

Jedenfalls werden solche Gurus auf diese Weise berühmt und gehen in den allgemeinen Wortschatz ein. Hieß es früher »Kneippen Sie auch?«, so lautet es jetzt »Strunzen macht glücklich!«

Keine Chance für Chancengleichheit

In der Medical Tribune* wurde folgendes Beispiel angeführt:
Ein praktischer Arzt, jetzt Arzt für Allgemeinmedizin ge-

---

* Nr. 37, 12. September 1997

nannt, hat einen von der Ärztekammer anerkannten Massagekurs absolviert und bietet diese Therapie in seiner Praxis an. Dieser Arzt hat seine Ordination im gleichen Ort, wo auch Professor Willi Dungl ansässig ist, der sich auch als Heilmasseur betätigt.

Willi Dungl, präsent in vielen Medien, darf unbeschränkt etwa im Fernsehen Reklame für sich und seine Methoden machen, der promovierte und speziell ausgebildete Arzt jedoch nicht. Die Zahl nichtmedizinischer »Berater«, »Ernährungsspezialisten«, »Biotherapeuten« und ähnlicher Anbieter, bis hin zum »Kräuterpfarrer« wächst Jahr für Jahr. Ob sie nun einen Befähigungsnachweis haben oder nicht, lediglich geschäftstüchtig und sendungsbewusst sind – allen ist gemeinsam, sie dürfen Werbung machen.

Den Ärzten indes ist die »Selbstanpreisung der eigenen Person... durch reklamehaftes Herausstellen in aufdringlicher, marktschreiender Weise« verboten.

Der Mordfall Marilyn Sheppard

Dr. Sam Sheppard war Neurochirurg in Cleveland (Ohio), ein angesehener Arzt mit einer im Familienbesitz befindlichen Privatklinik. Seine attraktive Frau Marilyn erwartete ihr zweites Kind. In den frühen Morgenstunden des 4. Juli 1954, am Unabhängigkeitstag der USA, geschah dann ein Verbrechen.

Die Aussage von Dr. Sheppard lautete: Er sei beim Fernsehen eingeschlafen, seine Frau habe im Schlafzimmer gelegen. Von ihren Hilfeschreien geweckt, rannte er die Treppe hinauf, wo er »einen weißen Mann« über Marilyns Bett gebeugt sah. Er stürzte sich auf den Eindringling, wurde aber niedergeschlagen. Als er wieder zu sich kam, war seine Frau tot. Wie sich später herausstellte, wurde sie durch über dreißig Schläge auf den Kopf mit einem schweren Gegenstand ermordet. Er hatte noch ein Geräusch gehört und einen flüchtigen Blick auf eine Person mit buschigen Haaren erhascht, die durch die Hintertüre aus dem Haus gelaufen war. Er hatte ihr nachgejagt und war nochmals bewusstlos geschlagen worden. Als er wieder erwacht war, hatte er Bekannte und die Polizei alamiert.

So weit die Version des Arztes.

Die Polizei jedoch verdächtigte den Arzt selbst als Täter. Es kam zu einer langwierigen Gerichtsverhandlung, zu Widersprüchen der Sachverständigen und einer Vorverurteilung durch die Presse. Ausschlaggebend war schließlich, dass Dr. Sheppard zugeben musste, mit der medizinisch-technischen Assistentin Susan Hayes ein jahrelanges Verhältnis gehabt zu haben. Der Prozess dauerte neun Wochen, die Geschworenen berieten fünf

Tage, dann wurde Dr. Sheppard des Mordes zweiten Grades für schuldig befunden und zu lebenslänglicher Haft verurteilt. Nach zehn Jahren im Gefängnis wurde er 1964 bedingt entlassen und das Verfahren wieder aufgenommen. Dabei wurde er 1966 freigesprochen. Doch die Freiheit brachte kein Glück. Seine ärztliche Zulassung als Chirurg wurde eingezogen, er verwickelte sich in mehrere Frauenaffären und endete als schwerer Alkoholiker. Im April 1970 starb er an einem Leberleiden.

Damit war einer der Aufsehen erregendsten Fälle der US-Kriminalgeschichte aber noch nicht zu Ende. Zunächst wurde die Story mit Harrison Ford in der Hauptrolle verfilmt. Unter dem Namen *Dr. Richard Kimble* schrieb man dem Arzt eine abenteuerliche Fluchtgeschichte in das Drehbuch, machte eine Fernsehserie daraus und den Kinofilm *Auf der Flucht*.

Die Leiche von Dr. Sheppard wurde nach 27 Jahren exhumiert, um eine DNA-Untersuchung durchzuführen. Das hatte es zur Mordzeit noch nicht gegeben. Der Sohn klagte den Staat Ohio wegen »widerrechtlicher Inhaftierung« auf eine Schadenersatzsumme von rund 1,8 Mio. Euro. Verglichen wurde eine Blutspur vom Tatort mit dem genetischen Muster von Dr. Sheppard. Der DNA-Test ergab, dass dieses Blut nicht vom Arzt stammte, sondern von einem Fensterputzer, der bei den Sheppards beschäftigt gewesen war. Dieser gab zu, im Schlafzimmer gewesen zu sein, er habe sich jedoch bei seiner Arbeit geschnitten.

Der Antrag auf Wiederaufnahme des alten Falles wurde abgelehnt, die Polizei erklärte, es gäbe keine neuen Beweisstücke.

»Titanic«, »Kursk« und Konzentrationslager

In der Nacht vom 14. zum 15. April 1912 rammte der Luxusdampfer Titanic, das größte Schiff seiner Zeit, im Nordatlantik einen Eisberg und versank in weniger als drei Stunden. An Bord waren 2206 Menschen, 1503 kamen zu Tode. Ein Großteil der Todesopfer trieb mit angelegten Schwimmwesten im eiskalten Wasser. Sie konnten daher nicht untergehen und wurden von Bergungsschiffen eingesammelt. Diese Opfer der Titanic-Katastrophe sind nicht ertrunken, sie starben an Unterkühlung. Die Wassertemperatur betrug 4° C, es erfolgte eine rasche Auskühlung der im Wasser treibenden Menschen von außen nach innen. Je nach Konstitution und Körperbau, d. h. ob beispielsweise fettleibig oder mager, dauert es ein bis vier Stunden bis die Kerntemperatur so weit abfällt, dass der Tod eintritt.

Vier Stadien werden dabei durchlaufen:
1. 33° C: Das Bewusstsein ist voll erhalten, die Stoffwechselvorgänge werden auf Wärmeproduktion umgeschaltet, das vegetative Nervensystem schlägt Alarm.
2. 30° C: Es beginnt eine Bewusstseinstrübung und Schläfrigkeit; keine Schmerzen, eher wohlige (!) Apathie.
3. 27° C: Bewusstlosigkeit tritt ein, der Herzschlag sinkt auf eine Frequenz von etwa 30 pro Minute. Man spricht von Kältenarkose.
4. Unter 27° C: Herzstillstand, Atemlähmung.

Über diesen stadienhaften Ablauf sind wir durch die verbrecherischen Menschenexperimente der Nationalsozialisten im Konzentrationslager Dachau informiert. Dort wurden an KZ-Häftlingen Unterkühlungsversuche angestellt, um »kriegswichtige Erkenntnisse« für die Rettung abgeschossener und im Wasser treibender Jagdflieger zu gewinnen. Der menschenverachtende Zynismus von SS-Reichsführer Heinrich Himmler ist unfassbar: Es sei von KZ-Häftlingen, die nicht an der Front kämpfen könnten, »wohl nicht zu viel verlangt«, sich für solche Versuche zur Verfügung zu stellen. Auf diese Weise könnten sie sich »rehabilitieren«. Das gelang aber nur wenigen, denn »im Allgemeinen trat der Tod bei einer Senkung der Temperatur auf Werte zwischen 24,2 und 25,7 Grad ein.« So geschehen in den NS-Konzentrationslagern, über deren Tore bekanntlich »Arbeit macht frei« stand. Es sind dieselben Lager, die jetzt von einem österreichischen Politiker ungeniert »Straflager« genannt werden.

Am 12. August 2000 ist das russische Atom-Unterseeboot »Kursk« aus noch ungeklärter Ursache gesunken. Alle Rettungsversuche blieben erfolglos, die 118 Besatzungsmitglieder kamen ums Leben. Als im Oktober 2000 mit dem Versuch der Bergung der Toten begonnen wurde, entdeckte man einen Brief des Kapitänleutnants Dimitrij Kolesnikov, worin stand, dass 23 Matrosen im Heck des gesunkenen Bootes Zuflucht gefunden hatten, jedoch »keiner von uns kann nach oben aussteigen«. Durch den Energieausfall war es finster, die Männer warteten auf den Tod. Sie erstickten langsam, was ein oder zwei Tage, vielleicht aber auch nur Stunden gedauert haben mag. Was passiert dabei? Sauerstoff wird immer weniger, ausgeatmetes Kohlendioxid dagegen nimmt zu. Es kommt zu Kopfschmerzen, Herzklopfen, psychischer Erregung, dann Atemnot, Krämpfen und schließlich Bewusstlosigkeit. Letztendlich hört die Atmung auf, das Herz schlägt jedoch noch bis zu einer halben Stunde weiter.

In der medizinischen Theorie erwartet man bei Sauerstoffmangel Bewusstseinsstörungen mit eher angenehmen Trugwahrnehmungen, danach einen wohligen Dämmerschlaf, der in den Tod übergeht. Zynische Ärzte haben daher auch für die Matrosen der »Kursk« die Ferndiagnose gestellt: »Ein angenehmer Tod«. Diesen Leuten ist anscheinend nicht bekannt, dass auch für solche Fälle tödliche Menschenexperimente in Nazi-KZs durchgeführt wurden. Und diese Erstickungsversuche ergaben Schreckliches. In den Protokollen steht: »Krampfatmung, unkoordiniertes Strampeln mit den Extremitäten, schreit laut und beißt sich auf die Zunge, Wahnideen, völlig orientierungslos, reagiert auf Schmerzreize usw.«

Unfassbar ist, wozu manche Ärzte fähig waren.

Es ist auch Aufgabe der Gerichtsmediziner zu überwachen, dass ärztliche Standesregeln eingehalten werden und nicht gegen Menschenrechte verstoßen wird.

Literatur

Blackmore, S.: Die Macht der Meme. Spektrum Akademischer Verlag, Heidelberg 2000.

Coleman, T. H.: Death by lightning. Amer. Acad. Gen. Pract. 37, 80 (1968).

Eisinger, J.: Blei im Wein. Eine fatale Tradition. Damals 9, 33 (1997).

Evans, C.: Die Leiche im Kreuzverhör. Birkhäuser, Basel 1998.

Fischer-Fabian, S. und K. H. Jürgens: Columbus. Lebensbilder. G. Lübbe, Bergisch Gladbach 1991.

Fischer-Homberger, E.: Medizin vor Gericht. H. Huber, Bern 1983.

Forster, B.: Praxis der Rechtsmedizin. G. Thieme, Stuttgart 1986.

Forster, B. und D. Ropohl: Medizinische Kriminalistik am Tatort. F. Enke, Stuttgart 1983.

Groß, D.: Sektionen in Deutschland. Historische Wurzeln, gegenwärtiger Stellenwert und aktuelle ethische Probleme. Ethik Med. 11, 169 (1999).

Grote, G., M. Völkel und K. Weyershausen: Das Lexikon der prominenten Selbstmörder. Lexikon Imprint Verlag, o.J.

Haberda, A.: Behördliche Obduktionen. In: P. Dittrich, Handbuch der ärztlichen Sachverständigentätigkeit, Bd. 2, Braumüller Wien 1913.

Hanfstaengl. E.: Zwischen weißem und braunem Haus. Piper, München 1970.

Honig, G.: Morden ohne Risiko. W. Goldmann, München 1971.

Janssen, W., E. Koops, M. Kleiber und B. Brinkmann: Medizin und Rechtssicherheit. Hamburger Ärztebl. 30, 146 (1976).

Joyce, C. und E. Stover: Identität unbekannt. Was Gebeine enthüllen? VGS, Köln 1991.

Kaye, B.H.: Mit der Wissenschaft auf Verbrecherjagd. Wiley – VCH, Weinheim 1995.

Kudrnofsky, W.: Schandl, Schubirsch und Co. Kriminalfälle der Zweiten Republik. Edition S, Wien 1994.

Lang, J.: Der Sekretär. Martin Bormann: Der Mann, der Hitler beherrschte. Herbig, München 1987.

Lempert, T., M. Bauer und D. Schmidt: Syncope and near-death-experience. Lancet 344, 829 (1994).

Lesky, E.: Professor Jellineks elektropathologisches Museum. CIBA-Symposium 9, 248 (1961)

May, K.: Krüger Bei. Die Jagd auf den Millionendieb. Reprint der Karl-May-Gesellschaft und der Buchhandlung Pustet, Regensburg 1980.

Murphy, E.: Einstein im Einmachglas. Econ. Düsseldorf 1997.

Nöstlinger, E.: Den Osten im Westen suchen. Die Lebensgeschichte des Christoph Kolumbus. Beltz, Weinheim 1991.

Orieux, J.: Das Leben des Voltaire. Insel, Frankfurt 1968.

Prokop, L.: Einführung in die Sportmedizin. G. Fischer, Stuttgart 1980.

Prokop, O. und W. Göhler: Forensische Medizin. G. Fischer, Stuttgart 1976.

Reitz, M.: Sterben Sportler früher? Universitas 55, 555 (2000).

Rückert, S.: Tote haben keine Lobby. Die Dunkelziffer der vertuschten Morde. Hoffmann und Campe, Hamburg 2000.

Scharsach, H-H.: Die Ärzte der Nazis. Orac, Wien 2000.

Schmitz, E.: Nah-Todeserfahrung. Universitas 11, 1036 (1994).

Sigmund, A. M.: Geli Raubal: Ging sie für Onkel Adolf in den Tod? History 2, 73 (2000).

Stern, E.: Gerichtsmedizinische Bezüge zu dem Ritualmordprozess von Tiszaeszlar, Ungarn, 1882–83. Mschr. Krim. 67, 38–47 (1984).

Thorwald, J.: Das Jahrhundert der Detektive, Bd. II. Report der Toten, Knaur, München 1971.

Tozzer, K. und G. Kallinger: Todesfall Politik. NP-Buchverlag, St. Pölten 1999.

Wertvolle Informationen, Hinweise und Recherchen verdanke ich einer Reihe von Periodika, deren Herausgebern und Redakteuren ich zu Dank verpflichtet bin: Focus (München), Der Spiegel (Hamburg); Format, News, Profil, Kurier, Neue Kronen Zeitung, Der Bestatter, Ärztewoche, Medical Tribune (alle Wien).

GOLDMANN

*Das Gesamtverzeichnis aller lieferbaren Titel erhalten Sie
im Buchhandel oder direkt beim Verlag.
Nähere Informationen über unser Programm erhalten Sie auch im Internet unter:*
www.goldmann-verlag.de

★

Taschenbuch-Bestseller zu Taschenbuchpreisen
– Monat für Monat interessante und fesselnde Titel –

★

Literatur deutschsprachiger und internationaler Autoren

★

Unterhaltung, Kriminalromane, Thriller
und Historische Romane

★

Aktuelle Sachbücher, Ratgeber, Handbücher und
Nachschlagewerke

★

Bücher zu Politik, Gesellschaft, Naturwissenschaft und Umwelt

★

Das Neueste aus den Bereichen
Esoterik, Persönliches Wachstum und Ganzheitliches Heilen

★

Klassiker mit Anmerkungen, Anthologien und Lesebücher

★

Kalender und Popbiographien

★

Die ganze Welt des Taschenbuchs

★

Goldmann Verlag • Neumarkter Str. 18 • 81673 München

Bitte senden Sie mir das neue kostenlose Gesamtverzeichnis

Name: _____

Straße: _____

PLZ / Ort: _____